基层神经外科医生

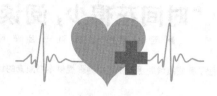

三十年科研创新攀登录

/王平振　编著/

天津出版传媒集团

天津科学技术出版社

本书配有智能阅读助手，帮你实现

"时间花得少，阅读效果好"

▶ 建议配合二维码一起使用本书 ◀

我们为本书特配了智能阅读助手，他可以为你提供本书配套的读者权益，帮助你提高阅读效率，提升阅读体验。

针对本书，你可能会获得以下读者权益：

微信扫码

添加智能阅读助手

线上读书群

为你推荐本书专属读书交流群，【基层神经外科医生三十年科研创新攀登录】交流群，入群可以与同读本书的读者，交流本书阅读过程中遇到的问题，分享阅读经验。

另外，还为你精心配置了一些辅助你更好的阅读本书的读书工具与服务，比如，阅读打卡、读书卡片等。

阅读助手，助你高效阅读本书，让读书事半功倍！

图书在版编目（CIP）数据

基层神经外科医生三十年科研创新攀登录／王平振编著.—天津：天津科学技术出版社，2020.4

ISBN 978－7－5576－7648－3

Ⅰ.①基… Ⅱ.①王… Ⅲ.①神经外科学 Ⅳ.①R651

中国版本图书馆 CIP 数据核字（2020）第 054267 号

基层神经外科医生三十年科研创新攀登录
JICENG SHENJING WAIKE YISHENG SANSHINIAN KEYAN CHUANGXIN
PANDENGLU

责任编辑:张　跃

天津出版传媒集团

出　　版：天津科学技术出版社

地　　址：天津市西康路 35 号

邮　　编：300051

电　　话：(022)23332674

网　　址：www.tjkjcbs.com.cn

发　　行：新华书店经销

印　　刷：河南省环发印务有限公司

开本 787×1092　1/16　印张 14　插页 4　字数 300 000
2020 年 4 月第 1 版第 1 次印刷

定价:50.00 元

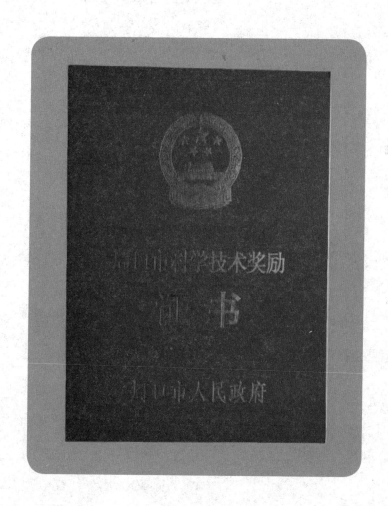

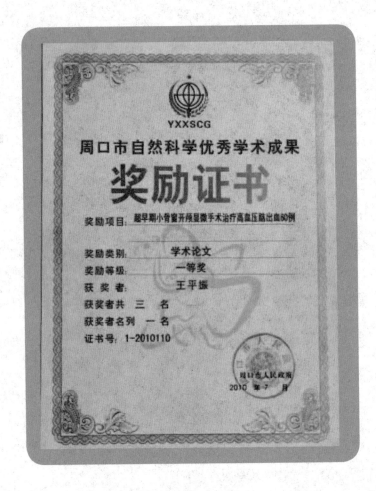

YXXSCG

周口市自然科学优秀学术成果

奖励证书

奖励项目: 超早期小骨窗开颅显微手术治疗高血压脑出血80例

奖励类别: 学术论文

奖励等级: 一等奖

获奖者: 王平振

获奖者共 三 名

获奖者名列 一 名

证书号: 1-2010110

周口市人民政府

2010 年 7 月

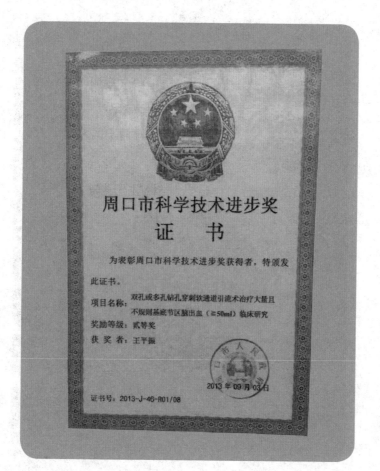

周口市科学技术进步奖
证 书

为表彰周口市科学技术进步奖获得者，特颁发
此证书。

项目名称：双孔或多孔钻孔穿刺软通道引流术治疗大量且
不规则基底节区脑出血（≥50ml）临床研究

奖励等级：贰等奖

获奖者：王平振

2013 年 09 月 03 日

证书号：2013-J-46-R01/08

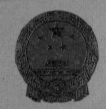

周口市科学技术进步奖
证　书

为表彰周口市科学技术进步奖获得者，特颁发

此证书。

项目名称：CT平扫显示合并有低密度"漩涡征"的急性硬膜
外血肿手术治疗的临床研究

奖励等级：贰等奖

获奖者：王平振

2014 年 09 月

证 书 号：2014-J-45-R01/07

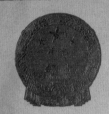

周口市科学技术进步奖
证　书

为表彰周口市科学技术进步奖获得者，特颁发
此证书。

项目名称：神经节苷脂联合静脉滴注高氧液治疗急性
中央型劲髓损伤综合症的临床研究

奖励等级：贰等奖

获 奖 者：王平振

2015 年 09 月 07 日

证书号：2015-J-73-R01/08

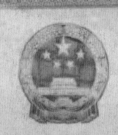

周口市科学技术进步奖
证　书

　　为表彰周口市科学技术进步奖获得者，特颁发

此证书。

项目名称：颅脑创伤后致外地口音综合征的临床诊断
　　　　　与应用

奖励等级：贰等奖

获 奖 者：王平振

2016 年 09 月 18 日

证书号：2016-J-62-R01/08

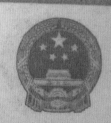

周口市科学技术进步奖
证　书

为表彰周口市科学技术进步奖获得者，特颁发

此证书。

项目名称：**CT** 定位引导下后颅窝钻孔软通道引流术治疗
小脑出血的临床应用

奖励等级：贰等奖

获 奖 者：王平振

2017 年 08 月 30 日

证书号：2017-J-72-R01/08

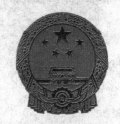

周口市科学技术进步奖
证　书

为表彰周口市科学技术进步奖获得者，特颁发此证书。

项目名称：CT平扫显示有"漩涡征"的急性硬膜外血肿手术时间点与疗效的临床应用

奖励等级：贰等奖

获奖者：王平振

2019 年 11 月

证 书 号：2019-J-47-R01/07

序

在临床医学上,医生们的探索和发现都来自临床上的实际问题和疑难未知问题。从局部和个体来说,解决这些问题,目的是为患者解除痛苦,挽救生命。北京医院的曾昭耆教授说:"患者可能在疾病发生、发展的任何时期来就诊。一般来讲,就诊越晚,病症表现得越完整和明显,诊断相对容易,但是治疗效果却可能很差。越早就诊,治疗时机越好,但是疾病早期的诊断困难较大。这时需要修正诊疗措施,探索前进,直到最后诊断正确,恰当治疗。因此,临床医学实际上是一种'探索科学'。"临床诊疗工作中探索的本质是排除错误、不断进步、服务患者。"先病家之忧而忧,后病家之乐而乐",充分体现了医者仁爱的真善美精神,这种精神深深地植根于医务人员之中,它有力地证明了"白大褂的温情"并未远去。无论时代和社会环境发生怎样的变化,它仍然是中国医学的主体和主流思想。

从医学科学研究的角度来说,医生们的发现与探索之路就是一条临床研究之路,是理论联系实际、修炼求道、功到自然成之路。临床科研的土壤就在临床诊治的病例、病案之中,关键要善于发现问题,要有思维、学术的敏感性,抓住问题去研究、去探索。在探索中去创造。发现、探索、创造是一条链,探索是必不可少的过程和环节,没有它,再好的发现也不会产生创造。因此,探索是发现、创造之魂。

探索与发现之路是一条深入云端的羊肠小道,正像是喜马拉雅山上"缺氧的攀登"那样异常的艰难,它需要临床医生具备一种执着的献身精神、一种事业激情、一种睿思智慧、一种行动习惯,不是为了"功利",而是为了选定的目标和自身使命去苦苦追寻,"苦其心志,劳其筋骨"(孟子),"制心一处,无事不办"(《遗教经》)。从实际来看,这也是大师级医生与普通医生在人生境界上的分水岭。

有过探索、发现、创新经历的医生,必然会从中得到快乐与幸福。沿着这条路走下去,必然会脱颖而出,铸造出特有的品质,成为医生中的佼佼者,在医学史上留下辉煌的一页。最近,著名肿瘤专家程书钧院士、柯杨教授等指出:"如果没有临床医生的努力,没有临床医学的突破,任何重大疾病的研究都不可能取得真正的突破。"未来 10~20 年,临床研究应成为医学科研主导。近期的文献信息调查表明,国际、国内都在向这个方向采取行动。

作为临床医生,我们现在所学习、认识、掌握和应用的医学知识,无论是哪个领域,哪个学科,哪个专业,都是由无数医学家"哥伦布"为我们所探索、发现、揭示的,从根本上来说,他们是为了发现医学的本质,探寻诊治疾病的规律。探索与发现的起点有时清晰,有时模糊,寻寻觅觅,永无止境。然而,认识在步步深入,旧观念或错误得到纠正、淘汰,医生们正突破已知世界的界限,向着未知世界进发,并不断接近事物的真理。为医学和整个人类积累起丰厚的物质财富和精神财富,推动了医学文化事业的发展。

每位临床医生都自觉或不自觉地进行着自己的探索和发现,只是起点不同,路径不同,方法不同,思维认识不同,努力程度不同,到达的终点不同,进而获得的结果也大为不同。小者,解决了临床上的一个诊断治疗问题;稍好者,能给诊治带来较好的影响或结果;再好者,能在诊治上带来大的突破,解决根本性的问题;很好者,能在解决疑难诊治问题上取得理论上的新观点,甚至新的理论;最好者,就是具有国际水平的创新了,最高层次的就有可能获得国际奖项,如获得诺贝尔生理医学奖。

河南郸城是智圣王禅故里,老子炼丹成功之地,河南诗词书法之乡,人杰地灵。河南省郸城一高高考教育取得的成就是中国县级高中教育的一个神话,享誉全国。河南省郸城县人民医院是 20 世纪 80 年代"人民的好医生"周礼荣曾经工作过的地方,当年周礼荣的事迹响彻国内医学界,他是全国基层医生学习的典范。郸城县人民医院神经外科主任医师王平振,幼承庭训,在高中及大学期间受周礼荣精神的鼓舞及感召,在基层临床实践中努力探索,不怕艰难,坚持在基层临床一线搞科研创新,总结临床探索与发现,并善于总结临床经验,发表论文,申报科研成果,著书立说。在基层神经外科创伤领域里,他发现并报道了"急性硬膜外血肿合并有漩涡征"的特殊征象发病机制,并在手术治疗方面取得了创新性成果,该成果排名河南第一,国内第二,受到中国著名神经外科专家,北京天坛医院神经外科研究所赵雅度教授的高度赞扬。另外,他还在临床实践中印证了"颅脑创伤后患者出现异地口音综合征"的特殊征象,并进行了专题研究,还发表了论文。同时他还验证了颅脑创伤合并颈椎过伸性损伤导致的"急性中央颈髓损伤综合征"的特异征象,并进行临床治疗方法研究与探讨。上述三个神经创伤特异临床"综合征"的探讨与论文的发表,丰富了中国基层神经外科医生的视野,有效提升了基层神经外科医生的临床诊治能力。王平振医师在基层 30 年临床科研方面取得了可喜的成绩,其成绩凝结的书籍,对基层临床医生有一定的启发及借鉴意义。总之,《基层神经外科医生三十年科研创新攀登录》这本书,内容丰富,涉及面广,有基层管理科室方面的经验,又有读书感悟,是一本不可多得的基层临床学术科研创新经验集,也是医院科室及个人成长发展进步的攀登录,本书适宜基层临床内外科医生、CT 及磁共振诊断医生,尤其适宜基层神经外科医生借鉴及学习。愿有幸读到本书的读者有所收获,以期实现"开卷有益,作善降祥,提升自我"。作为最早拜读本书的读者之一,深为王平振医生笔耕临床数十年、精勤不倦的精神所感动,略缀数言,向各位医学追梦路上的朋友们推荐,是为序!

郑州大学第一附属医院神经外科主任医师

郭付有博士

2019 年 9 月 29 日

前　言

何谓医学科学研究？基层医院医务人员如何打开临床科研之门？

科学是人们正确反映客观实际及其规律的分科的知识体系,而医学科学是研究保健及防治疾病规律的科学。首先,科学研究是一种认识活动,是人类为了深刻正确反映(揭示)未知或未完全知道的事物的本质及规律而进行的一种认识活动;其次,科学研究作为一种认识活动,有赖于实践观察获得感性认识,而感性认识又只有通过理性思维,才能上升为理性认识,进而揭示事物的本质及规律。科学研究的任务是探索未知,寻找真理,认识规律以后加以掌握和利用。

医学科学研究就是临床医生在临床实践中发现问题,抓住机遇进行探索,并解决好临床实际的问题,这就是创造和科研,临床医生人人都可成为创造之人。临床医疗工作与临床科研工作之间并无不可逾越的鸿沟。临床医生在为病人服务中开展科学研究,总结理论,可以提高临床医学服务水平。临床医生在临床实践中自觉地运用临床科研成果解决实践问题,是训练临床观察力和思维能力从而提高诊治水平的重要举措。临床实践中遇到难题,从临床科研中寻找答案,临床实践与临床科研两方面相辅相成,相互促进,像飞机的两翼,只有两翼都有力,飞机才能飞得高飞得远。基层临床医生要在临床实践中开展临床科研,临床实践与科研相得益彰,才能走得更远,飞得更高,为人民服务的本领才能越来越强,才有可能打开临床科研之门。

何谓神经外科学？基层县级医院神经外科开展什么工作？

神经外科学是运用外科学的基本原则和方法,诊治中枢神经系统和外周神经系统疾病的医疗实践科学,是外科学的一个重要分支。神经外科学的亚专科主要有:神经肿瘤、神经创伤、脑血管病、脊髓脊柱病、功能神经外科、小儿神经外科、放射神经外科等。由于神经外科是处理人体最高神经中枢问题的科学,因此对神经外科医师的素质与能力要求是比较高的,在西方国家神经外科处于医学金字塔尖端。人脑是自然界最精细而又最脆弱的物质,人脑的生理活动又是最复杂和最微妙的,大脑常常受到神经外科工作者虔诚般地尊重和爱护。近半个

1

世纪,神经外科学经历了由传统手术的神经外科到今天在显微镜下做手术的显微神经外科时代,天坛医院近年发布的中国神经外科疾病谱前三位分别为:脑肿瘤、颅脑创伤、脑出血,其中颅脑创伤与高血压脑出血占三甲医院神经外科全部治疗任务60%以上。随着经济的发展,颅脑创伤与高血压脑出血两种疾病呈逐年增长趋势,成为中国神经外科医师的主要治疗对象。基层县级医院神经外科主要治疗对象80%以上均为颅脑创伤及高血压脑出血患者,江基尧所长在《颅脑创伤江基尧2016观点》中指出:随着交通运输业及建筑业的发展,颅脑创伤的发生率占全身创伤发生率的第二位,致死率、致残率处于第一位。我国颅脑创伤发生率已达到每年(100~200)人/100万人。近十年来,我国颅脑创伤患者的临床诊治情况确实取得了长足进步,主要因素包括:①绝大多数县级医院在20世纪90年代中期就已经购置了CT扫描仪,为第一时间准确掌握颅脑创伤患者的颅内损伤范围和程度提供了最准确的信息;②随着医护工作者临床技能的提高,县级医院外科医师也具备了开展颅脑创伤急诊手术的技能,为颅脑创伤患者的诊治赢得了宝贵的时间,使大批危重颅脑创伤患者能在受伤后第一时间得到有效诊断、抢救和治疗。

　　笔者在基层县医院临床一线神经外科工作三十年来,在繁重的医疗救治过程中,坚持不放过在临床实践中遇到的特殊现象及难题,以问题为导向,自觉主动开展临床科研工作。坚持从文献中来,到临床实践中去的原则,从个案特殊现象疑难问题出发,保持好奇心,发挥想象力及创造思维,逐步进入临床科研之门。入门后,饱览了临床科研的花果园林,芳香四溢,令人心旷神怡。为此,本书收集了笔者三十年来从事基层神经外科的丰富经验及科研成果论文,并把科室的成长攀登录及自己的读书札记收录其中,旨在使基层医务同行有所收获。本书共分六个部分,第一部分为学术贡献篇,包括颅脑创伤、脑出血、手外科显微外科三方面的论文,该部分是本书的核心重点;第二部分为科室成长攀登篇,主要介绍科室创建后十年的历史;第三部分为特殊病例展示篇,主要为几例特殊疑难疾病的治疗;第四部分为读书札记篇,主要让基层医生了解叶天士一艺三善精神实质、内涵以及医追三善的最高境界;第五部分为附录;第六部分为后记。本书编撰过程中得到了多位师友及领导的鼎力相助,尤其是四川冯正中老师给予的中肯指导,特此致谢。由于笔者能力有限,书中若有错误及不足之处,敬请各位同人批评指正。

目 录

学术贡献篇

科室成长攀登篇

特殊病例展示篇

读书札记篇

附　录

想要与同读本书的
读者交流分享？

微　信　扫　码

根据对话指引，加入本书
【基层神经外科医生三十
年科研创新攀登录】群

学术贡献篇

引言:郸城县人民医院神经外科王平振等医生经过 10 年临床观察与积累,发现了 CT 平扫显示有低密度"漩涡征"的急性硬膜外血肿的临床症状和变化特点,以及病情快速发展演变的规律。医生们经过术前、术中、术后的反复比较,科学、准确、细致地记录临床特点,查阅国内外资料,并进行科技查新,该项发现和总结排名国内第二,河南第一。撰写的论文《CT 平扫显示"漩涡征"的急性硬膜外血肿的临床意义》发表在《中华神经外科杂志》核心期刊上。该文受到了北京天坛医院著名神经外科专家赵雅度的高度赞扬。该文的发表,是神经外科"国家队"对我院的神经外科十年来在学术上的认可及肯定。

创新需要有敢于怀疑、勇闯禁区的精神和胆识,但更离不开科学的态度和严谨诚恳的作风,因为创新不是"想当然",而是脚踏实地地去探索,日复一日地去积累。从事医学令人兴奋,但前面的路也充满了艰难,写论文令人激动,但不少人深感下笔艰难。尤其是原创性论文的发表,展示了医生事业上的成绩,并作为衡量医生事业进步的工具,是判断一个人学术品质的"金标准"。

临床实践是临床科研的坚实基础,离开了临床实践的临床研究不啻空中楼阁,临床科研是临床实践的至高境界,缺乏临床科研的临床实践只能庸碌地应付工作而难以提高水平。正像中国当代名医吴孟超所说:"不搞科研,不会总结的医生,临床进步一定很慢,也很难成为优秀的专家。"

基层医院医生不能自卑,更要自信:"我在基层搞临床,同样也能发论文。我在基层搞科研,同样也能出成果。创新不分大小,选题就在身边。"

颅脑创伤方面的学术论文

CT 平扫显示有"漩涡征"的急性硬膜外血肿手术治疗的临床研究

王平振　张洋　杨光等

[摘要]目的:探讨 CT 平扫显示有"漩涡征"的急性硬膜外血肿临床特点和手术治疗的疗效。方法:回顾分析 2000 年 6 月至 2012 年 6 月我院收治的 30 例 CT 平扫显示有"漩涡征"的急性硬膜外血肿患者的临床资料和急诊开颅手术治疗的经验体会及疗效。结果:本组 30 例 CT 平扫显示有"漩涡征"的急性硬膜外血肿患者中,治愈 12 例(治愈率为 40%),轻残 4 例,重残 3 例,死亡 11 例(死亡率为 36.7%)。CT 平扫显示有"漩涡征"的急性硬膜外血肿的患者的手术死亡率明显高于不伴有"漩涡征"的常见的硬膜外血肿患者。结论:对于 CT 平扫显示有"漩涡征"的急性硬膜外血肿应归类为特急型颅内血肿,应按急危重症对待,尽早行急诊开颅手术,才能提高治愈率和生存率,降低死亡率。

[关键词]颅脑损伤;计算机断层扫描;"漩涡征";急性硬膜外血肿

基层医院神经外科颅脑外伤患者比较多见,尤其是急性硬膜外血肿也较常见,约占外伤性颅内血肿的 30% 左右,若诊断定位明确,及时手术,一般预后良好。近十年来,我们在实际工作中遇到了多例 CT 平扫显示有"漩涡征"的典型特征的急性硬膜外血肿病例。所谓"漩涡征"是经颅脑 CT 平扫示于颅板与硬膜之间高密度的硬膜外血肿中出现圆形低密度的区域,被认为是硬膜外急性活动性出血尚未凝固的表现,是硬膜外血肿预后不佳的征象[1]。CT 表现为"漩涡征"是颅内血肿比较少见的特殊类型的硬膜外血肿,多因为脑膜中动脉出血压力大,不容易被血肿压迫止血,活动性的动脉出血遇到颅骨与硬膜阻挡而形成血流动力学中的涡流现象就像"龙卷风"样的圆形或椭圆形的"漩涡征"。治疗这类特急性硬膜外血肿的关键在于一个"早"字,即早诊断、早决策、早准备、早手术,争分夺秒,否则,稍有迟疑,不能及时快速手术,大多患者短时间内将因脑疝所致脑干衰竭而死亡。2000 年 6 月至 2012 年 6 月郸城县人民医院神经外科共收治此类患者 30 例,现报告如下。

1. 资料与方法

（1）一般资料

本组 CT 平扫显示有"漩涡征"的急性硬膜外血肿患者 30 例,男 26 例,女 4 例,年龄 14～52 岁,平均 26.8 岁,其中 3 例为 50 岁以上,其余均 40 岁以下。致伤原因:高处坠落伤 9 例,车祸伤 12 例,钝器打击伤 7 例,跌伤 2 例。

（2）症状体征

术前 GCS(格拉斯哥昏迷评分)评分,3～5 分的有 11 例,6～8 分的有 13 例,9～12 分的有 6 例,瞳孔不等大的有 16 例,双侧瞳孔散大的有 8 例,存在对光反射的有 2 例,患侧瞳孔变小的有 2 例,其中麻醉前双瞳散大,呼吸心搏骤停有 2 例,征得家属同意后继续手术。但有 2 例患者伤后第一次 CT 检查见脑挫裂伤合并急性硬膜下血肿伴脑疝,对侧仅有颞骨骨折。术前仅患侧瞳孔散大,术中出现中度脑肿胀,关颅术后患者瞳孔变小,回病房后又发现对侧瞳孔散大,紧急复查 CT 后,双侧瞳孔出现散大,CT 平扫显示对侧有"漩涡征",立即再次进入手术室进行对侧手术。

（3）辅助检查

所有病例经 CT 检查明确有硬膜外血肿,30 例血肿均于颞部向额、顶枕部方向扩展,所有病例 CT 平扫均显示有典型的"漩涡征",28 例 CT 检查时间距受伤时间为 30min～2.5h,平均 65min,另有 2 例患者受伤后第一次 CT 检查见脑挫裂伤,急性硬膜下血肿伴脑疝,对侧仅有颞骨骨折。关颅术后回病房,患侧瞳孔缩小,发现对侧瞳孔散大,立即复查 CT,CT 平扫显示对侧有"漩涡征"的急性硬膜外血肿。

（4）治疗方法

根据颅脑 CT 平扫定位,设计的入颅骨瓣或骨窗位包括"漩涡征"位置,本组 30 例均行开颅血肿清除术或去骨瓣减压术,术中均见血肿内有活动性出血,位置与 CT 平扫显示的"漩涡征"位置相符,出血来源于脑膜中动脉主干及其前支或后支,前支的口径一般大于后支的口径。术中所见血肿较 CT 检查时均有不同程度的增多,为了提高手术疗效,皮瓣从骨瓣上分离后,从骨瓣中间钻孔,先吸出颅板下液态的血液,尽早降低颅内压,打破恶性循环,为抢救患者的生命赢得时间。随后骨瓣四周钻孔线锯锯开骨瓣,术中彻底结扎脑膜中动脉活动出血的部位,术前有脑疝者去除骨瓣,切开硬脑膜,术中用人工硬脑膜修补,扩大硬脑膜下的颅容积,术中发现脑移位、脑复位不良者用脑压板抬起颞叶,促使脑疝复位。术前无脑疝者,切开硬膜探查,缝合硬膜,骨瓣复位。术中硬膜骨窗边缘悬吊,认真止血,硬膜外及皮瓣下放置负压引流管。其中脑疝患者术后有 21 例行气管切开术。

2. 结果

术后 7 天内因脑疝导致脑干功能衰竭死亡者 9 例,术后处于植物生存状态,出现序贯渐进性多器官衰竭而死亡者 2 例,重残 3 例,轻残 4 例,痊愈 12 例。本组 30

例治愈率为40%,病死率为36.7%,而国内学者报告[2]:硬膜外血肿是颅内血肿疗效最好,病死率最低的,目前病死率已经降到5%以下。本组急性硬膜外血肿病死率与上述国内学者报告的病死率相比,其差异非常显著,为6~7倍。

3. 讨论

(1)CT平扫显示有"漩涡征"的急性硬膜外血肿应符合特急型颅内血肿之列,目前国内神经外科学者[3]一致认为:将伤后3h内即出现的颅内血肿称为特急型血肿;也有学者[4]认为伤后3~24h内即出现脑疝的颅内血肿称为特急型血肿。我国神经外科先驱们在临床上积极救治许多伤后迅速陷入濒危状态的颅内血肿患者,为了总结该类患者的诊治工作经验,在1978年我国第二次神经精神科学术会议上,确定了根据伤后时间出现症状的血肿分型,分型标准共分四类[2],第一类为特急型:伤后3小时内出现血肿者。本组30例中28例患者CT平扫显示有"漩涡征"的急性硬膜外血肿全部在伤后3h内出现的血肿,且病情发展极其迅速,进展快,3~6h内就出现脑疝症状,因此具有CT平扫呈现此特征的患者,笔者认为应称之"特急性硬膜外血肿",只要CT平扫发现此特征的患者,作者认为应归为重症患者来对待。明确对此类患者的紧急性,就能指导临床医生认识该症的凶险性,才能使临床医生在行动上采用急诊手术治疗,开通急诊手术绿色通道,争分夺秒,来挽救患者生命。另外2例虽第一次检查为脑挫伤合并硬膜下血肿伴脑疝,术后复查发现对侧出现此症,均在伤后3~6h之内,也符合特急型颅内血肿之列。

(2)CT平扫显示有"漩涡征"特急性硬膜外血肿产生特殊影像的血流动力学的机制是:急性硬膜外血肿多为脑膜中动脉主干及前支和后支损伤引起的,动脉出血压力大,不容易被血肿压迫止血,因而易形成"龙卷风"样的圆形或椭圆形的"漩涡征"。笔者在生活中观察到:高流量的氧气管远端掉在地板上,其远端一直在运动;冲洗汽车的水管掉在地上时,其远端一直在转动;而脑膜中动脉断裂或破裂出血时喷出的血液遇到颅板或硬膜的阻挡会产生血流动力学的涡流现象,就像"龙卷风"样的圆形或椭圆形的"漩涡征",此类病人CT显示有圆形或椭圆形的"漩涡征",是在提示硬膜外有高压力动脉性出血,血液尚未凝固或出血正在进行中。因此,此类病症出血迅速,或一直在活动性出血,病情发展快,不难理解。我们在临床上发现此类病人很短的时间内进入昏迷,随后一侧或双侧瞳孔散大,使接诊医生措手不及,不争分夺秒尽早进行急诊手术可能非常被动,尤其是在医患关系紧张的今天,国内学者李泉清[5]等对伴有"漩涡征"的颞部急性硬膜外血肿指出:不应拘泥于教科书规定的手术指征,而应适当放宽,一旦发现,即应着手进行手术准备,即便有保守治疗指征的病例,也应反复仔细地进行临床观察,一旦病情变化应迅速复查CT,某些紧急情况下甚至可直接进行急诊手术解除脑受压。

(3)CT显示有"漩涡征"的特急性硬膜外血肿的手术治疗经验体会:临床上一旦遇到此种特殊病症,按特事特办安排进行急诊手术,开通急诊手术绿色通道,术前设计骨瓣时把"漩涡征"设计在骨瓣内,对术前出现脑疝的患者,均将皮瓣从骨瓣上分离,从骨瓣中间钻孔,先吸出颅板下液态的血液,尽早降低颅内压,打破恶性循环,缩短脑疝时间,为抢救患者的生命赢得时间。随后骨瓣四周钻孔线锯锯开骨瓣,术中彻底结扎脑膜中动脉活动出血的部位,术前有脑疝者去除骨瓣,切开硬脑膜,术中用人工硬脑膜修补,扩大硬脑膜下的颅容积。8例双侧瞳孔散大的患者,有6例发现血肿清除后脑组织不能膨起,散大的瞳孔仍无变化,且病情无改善,常提示脑疝未能复位,在术中应将脑压板置放于颞叶的下方,并轻轻向上抬起疝入小脑幕裂孔的颞叶钩回,当见到脑脊液由小脑幕切迹处涌出时,常提示脑疝已经复位,且小脑幕裂孔的引流已获通畅,手术达到了预期效果。其中2例患者受伤后第一次CT检查见脑挫裂伤合并急性硬膜下血肿伴脑疝,对侧仅有颞骨骨折。术前仅患侧瞳孔散大,术中出现中度脑肿胀,关颅术后患者瞳孔变小,回病房后又发现对侧瞳孔散大,紧急复查CT后,双侧瞳孔出现散大,CT平扫显示对侧有"漩涡征",应立即再次进入手术室进行对侧手术。

总之,对临床上遇到CT平扫显示有"漩涡征"特急性硬膜外血肿的症状,我们治疗的体会是:①对于特急型颅内血肿,应尽快开通急诊手术绿色通道,尽早进行急诊手术。②一旦遇到此类病症患者,要充分认识到该病症发病急,进展快,死亡率、致残率高等特点,并知悉该病症和常见的硬膜外血肿有显著的差异。③不拘泥于传统手术指征,及时进行术前准备及急诊手术治疗。④术后要严密观察患者生命体征的改变,脑疝伴深昏迷者及早行气管切开术,及时准确地观察病情的变化,应用综合疗法,维系多器官功能的恢复,只有这样才能提高治愈率及生存率,降低死亡率及致残率。

参考文献

[1]Al-Nakshabandi N. A. The Swirl Sign [J]. Radiology, 2001, 218(2): 433.

[2]章翔,等. 外伤性颅内血肿[M]. 北京:人民卫生出版社,2008:882-892.

[3]江基尧. 继发性颅脑损伤[M]. 武汉:湖北科学技术出版社,2005:432-442.

[4]高立达. 继发性颅脑损伤[M]. 武汉:湖北科学技术出版社,1998:330-343.

[5]李泉清,杨芳裕,田新华,等.伴有"漩涡征"的急性硬膜外血肿的手术治疗体会[J].中国临床神经外科杂志,2008,5(13):269-271.

(本文获河南省周口市2014年度科技进步二等奖,证书号:2014-J-45-R01/07)

针对本篇论文,北京天坛医院著名神经外科专家、北京市神经外科研究所赵雅度教授是这样点评的:

本文报道的"漩涡征"经查阅,可能是在20世纪90年代由影像科杂志首报。该征多提示活动出血未止,病情变化急剧,如果忽视,伤者预后凶险。外伤性硬膜外血肿虽较常见,但有关其 CT 显示血肿形态的报告较少,且也多不被医生重视。作为基层单位的临床医生,能总结工作中的经验,对常见病的临床治疗提供十分有价值的帮助,应予以鼓励。

论文背后的故事:

首例记录急性硬膜外血肿合并"漩涡征"患者术前术后的照片。(图1~图6)

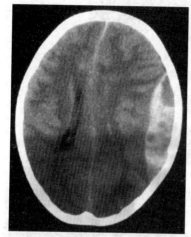

图1　首例记录"漩涡征"的术前 CT 片

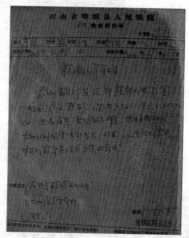

图2　首例记录"漩涡征"的术前 CT 片报告单

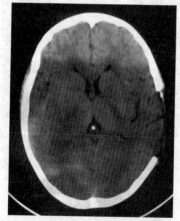

图3　首例记录"漩涡征"的术后 CT 片

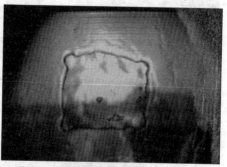

图4　首例记录"漩涡征"的术后 CT 片

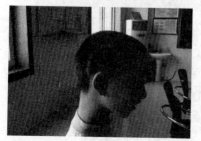

图5　首例记录"漩涡征"的患者术后手术切口

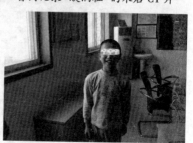

图6　首例记录"漩涡征"的患者术后恢复情况

如下为某一患者，罗某，男，58岁，于2014年5月26日以车祸性颅脑损伤急诊入院，术前CT显示急性硬膜外血肿伴有"漩涡征"，紧急进行开颅血肿清除及去骨瓣减压术，2014年5月29日复查术后CT片，血肿清除，脑中线复位，术后24小时意识恢复。（图7~图9）

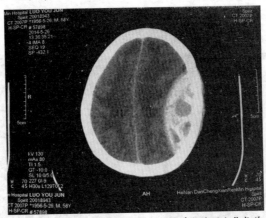

图7　罗某，男，58岁，急性硬膜外血肿伴有"漩涡征"术前CT片

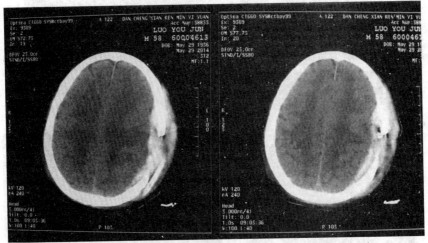

图8　罗某，男，58岁，急性硬膜外血肿伴有"漩涡征"术后CT片

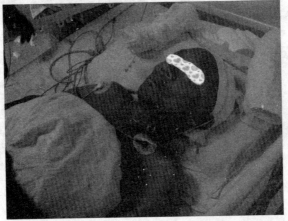

图9　罗某，男，58岁，急性硬膜外血肿伴有"漩涡征"术后病人情况

急性硬膜外血肿伴"漩涡征"36例临床分析

王平振　栗超越

[摘要]目的:分析急性硬膜外血肿伴"漩涡征"患者的临床特征及预后。方法:选择36例CT平扫显示有"漩涡征"的急性硬膜外血肿患者为观察组,选择同时间段无"漩涡征"急性硬膜外血肿患者50例为对照组,均接受手术治疗。比较两组GCS、血肿出血量及预后情况。结果:观察组入院GCS评分、术前GCS评分、术前CT评估出血量、术中测量出血量分别为(10.6 ± 2.3)分、(8.3 ± 2.5)分、(56.4 ± 8.7)mL、(63.2 ± 9.8)mL,对照组分别为(10.2 ± 2.7)分、(9.9 ± 2.6)分、(52.8 ± 7.9)mL、(53.2 ± 7.2)mL,两组入院GCS评分、术前CT评估出血量差异均无统计学意义(均$P > 0.05$),两组术前GCS评分、术中测量出血量差异均有统计学意义($t = 3.232$、3.164,均$P < 0.05$)。观察组死亡11例,病死率为30.5%;对照组死亡6例,死亡率为12.0%(6/50),两组病死率差异具有统计学意义($\chi^2 = 4.134$,$P < 0.05$)。随访6个月,观察组日常生活活动能力评分优良率为64.0%,显著低于对照组的84.1%,差异具有统计学意义($\chi^2 = 3.989$,$P < 0.05$)。结论:伴"漩涡征"急性硬膜外血肿患者病情呈进行性加重,患者病死率高,预后差,应采取积极的应对措施。

[关键词]硬膜外血肿;漩涡征;脑外伤;出血量;神经功能

硬膜外血肿是神经外科常见病,外伤史及影像学检查可以确诊其存在。其中,螺旋CT是其诊断的主要方法。临床工作中,部分患者CT片中会存在"漩涡征",所谓"漩涡征"是颅脑CT平扫示于颅板与硬膜之间高密度梭形的硬膜外血肿中出现了圆形的或椭圆形的低密度区域[1],"漩涡征"一般多位于高密度影的硬膜外血肿中间,临床上一旦发现此典型的影像学特征,多提示硬膜外有急性活动性动脉出血[2-3]。其临床特征及患者预后与普通硬膜外血肿间存在一定差异。本研究分析36例CT平扫显示有"漩涡征"的急性硬膜外血肿的患者的临床资料,并与无"漩涡征"的硬膜外血肿患者进行比较,现报告如下。

1. 资料与方法

(1)一般资料

选择2010年1月至2014年1月郸城县人民医院神经外科诊治的CT平扫显示有"漩涡征"的急性硬膜外血肿患者36例为观察组,男32例,女4例;年龄12～51岁,平均(28.3 ± 5.9)岁。致伤原因:交通伤14例,高坠伤11例,钝器打击伤8例,跌伤3例,伤后至入院时间30min至2.5h,平均(65.5 ± 21.2)min,伤后至手术时间为1.5～6h。

纳入标准[4]：①获得完整随访资料，随访时间≥6个月；②所有患者入院CT平扫均表现为合并低密度"漩涡征"的急性硬膜外血肿。

排除标准[5]：①合并颈髓及四肢多发伤的患者；②合并有颅内多发血肿的患者；③既往有神经系统疾病及肝肾功能衰竭的患者。

另选择该院同时间段无"漩涡征"急性硬膜外血肿患者50例为对照组，包括男38例，女12例，年龄14～55岁，平均(29.8±7.3)岁。伤后至入院时间30min至3h，平均(69.2±18.1)min，伤后至手术时间为1.3～7h。

两组年龄、性别比较无统计学差异，具有可比性。

（2）影像学表现

入院颅脑CT平扫显示颅板与硬膜之间高密度的梭形影中呈现出圆形或椭圆形低密度的区域，呈"龙卷风"样低密度漩涡征。排除合并颅内其他多部位血肿的患者。

（3）手术治疗方法

观察组：开颅血肿清除术及骨瓣复位术6例，开颅血肿清除术及去骨瓣减压术7例，开颅血肿清除术及去骨瓣减压并人工用脑膜修补术23例。

对照组：开颅血肿清除术及骨瓣复位术12例，开颅血肿清除术及去骨瓣减压术18例，开颅血肿清除术及去骨瓣减压并人工用脑膜修补术20例。

（4）观察指标

比较两组患者入院时及术前GCS，比较两组患者急诊CT评估血肿出血量及术中测量血肿出血量。

（5）疗效评定

采用日常生活活动能力（ADL）分级标准评分评定[6]。Ⅰ级：完全恢复日常生活能力；Ⅱ级：部分残留功能缺损，但可独立日常生活；Ⅲ级：日常生活不能自理需他人帮助扶持；Ⅳ级：意识清晰，但生活不能完全自理；Ⅴ级：植物生存状态或死亡。

优良率=（Ⅰ～Ⅱ级）病例数/总病例数×100%。致残率=（Ⅲ～Ⅴ级）病例数/总病例数×100%。

（6）统计学方法

应用SPSS 16软件进行统计学处理，计量数据资料以 $\bar{x} \pm s$ 表示，组间比较采用 t 检验，计数资料组间比较采用 χ^2 检验，相关性分析采用person相关分析，以 $P < 0.05$ 为差异有统计学意义。

2. 结果

（1）两者入院及术前GCS评分的比较

入院时两组GCS评分间比较，差异无统计学意义（ $P > 0.05$ ）。术前，观察组患者GCS评分显著降低，且显著低于对照组，差异均具有统计学意义（ $P < 0.05$ ）。

（2）两组术前及术中出血量比较

入院急诊CT显示，两组术前CT评估硬膜外血肿出血量间比较差异无统计学意义（ $P > 0.05$ ）。术中，观察组患者硬膜外血肿出血量较急诊CT术前评估显著增加,两者比较,差异具有统计学意义($P<0.05$)。对照组术前 CT 评估及术中测量比较,差异无统计学意义($P>0.05$)。见表1。

表1 两组术前及术中出血量比较

	入院 GCS 评分	术前 GCS 评分	术前 CT 评估	术中测量
观察组	10.6 ± 2.3	8.3 ± 2.5	56.4 ± 8.7	63.2 ± 9.8
对照组	10.2 ± 2.7	9.9 ± 2.6	52.8 ± 7.9	53.2 ± 7.2

(3)两组预后比较

观察组死亡 11 例,死亡率为 30.5%(11/36);对照组死亡 6 例,死亡率为 12.0%(6/50),两组病死率差异有统计学意义($P<0.05$)。

随访 6 个月,观察组 ADL(日常生活能力)评分优良率为 64.0%,显著低于对照组的 84.1%,差异具有统计学意义($P<0.05$)。见表2。

表2 两组 ADL 评分的比较

	Ⅰ级	Ⅱ级	Ⅲ级	Ⅳ级	Ⅴ级	优良率
观察组	6	10	4	3	2	64.0%(16/25)
对照组	15	22	8	5	4	84.1%(37/44)

3. 讨论

常见硬膜外血肿为颅板与硬膜之间密度均匀的梭形的高密度影,硬膜外出血可为静脉、板障静脉或小动脉,一般能自行停止,血肿相对稳定,病情进展速度相对平缓[7-8]。而 CT 平扫显示有低密度"漩涡征"的急性硬膜外血肿临床特点是:血肿为进展型动脉性特急性硬膜外血肿,病情发展迅速,短时间内多形成巨大型急性硬膜外血肿[9-10],引起严重的临床后果。本研究中,术前观察组患者 GCS 评分显著降低,且显著低于对照组。术中,观察组患者硬膜外血肿出血量较急诊 CT 术前评估显著增加。对照组术前 CT 评估及术中测量比较,差异无统计学意义($P>$ 0.05)。说明伴"漩涡征"的急性硬膜外血肿患者颅内血肿出血量逐渐增多,患者临床症状进行性加重,其 GCS 评分逐渐降低。因此,应该采取积极的干预措施,纠正或制止出血,改善患者预后。

手术治疗是硬膜外血肿最佳的治疗方法[11]。手术时间越早,患者预后越好。与无"漩涡征"的普通急性硬膜外血肿比较,伴"漩涡征"的急性硬膜外血肿患者颅内存在活动性出血病灶,其病情更复杂,治疗更棘手[12-13]。研究认为,早期手术可以提高急性硬膜外血肿患者的疗效,特别是伴"漩涡征"者[14]。因此只要 CT 显示此特征,一入院应归为重症患者来对待,明确对此类患者的紧急性或手术治疗的紧迫性,就能指导临床医生认识该症的凶险性,才能使临床医生在行动上采取急诊手术治疗,开通急诊手术绿色通道,争分夺秒来挽救患者生命。手术越早患者疗效越好,手术治疗稍有迟疑,伤者进展到脑疝后即使手术伤者预后亦会不良[15-16]。

综上所述,临床上遇到 CT 平扫呈现有低密度区"漩涡征"特急性硬膜外血肿,是外伤性进展性硬膜外血肿的特殊类型,提示病情凶险,应有足够重视,如无明显手术禁忌证,手术治疗越早越好。早期手术疗效优于晚期手术疗效,伤后越早手术治疗效果越好。

参考文献

[1]黄明镜,陈祖荣.颅脑创伤术后非手术区迟发硬膜外血肿23例临床分析[J].中华神经外科杂志,2013,29(8):845-846.

[2]梁玉敏,陈磊,唐超,等.外伤性进展性硬膜外血肿(附93例报告)[J].中华神经外科杂志,2012,2(28):139-140.

[3]田万管,张文涛,朱志宏,等.23岁以下创伤性硬膜外血肿临床特点研究[J].中国全科医学,2013,16(6):686-688.

[4]江基尧.继发性颅脑损伤[M].湖北:湖北科学技术出版社,2005:432-442.

[5]陆兆丰,邱永明,程小兵,等.58例横窦骑跨性硬膜外血肿的微创手术治疗[J].上海交通大学学报(医学版),2012,32(8):1075-1078.

[6]杜春富,吴建兵,曹毅,等.上矢状窦硬膜外血肿手术止血方法探讨[J].中国神经精神疾病杂志,2012,38(6):367-369.

[7]黄警锐,肖虹,程凯敏,等.CT三维融合技术在治疗静脉窦骑跨性硬膜外血肿中的应用[J].重庆医学,2012,41(28):2924-2926.

[8]章翔,等.外伤性颅内血肿[M].北京:人民卫生出版社,2008,8:882-884.

[9]张治元,王汉东,史继新,等.颞枕部硬膜外血肿手术治疗方式探讨[J].中华创伤杂志,2012,28(7):602-604.

[10]胡志国,王忠平,刘乐洪.急性硬膜外血肿34例临床分析[J].局解手术学杂志,2013,22(2):209.

[11]王平振,张洋,杨光,等.CT平扫显示有"漩涡征"的急性硬膜外血肿手术治疗的临床研究[J].中国实用医刊,2013,40(15):38-39.

[12]李泉清,杨芳裕,田新华,等.伴有"漩涡征"的急性硬膜外血肿的手术治疗体会[J].中国临床神经外科杂志,2008,13(5):269-271.

[13]王平振,张洋,杨光,等.CT平扫显示"漩涡征"的急性硬膜外血肿的临床意义[J].中华神经外科杂志,2013,29(2):137.

[14]胡连水,张明升,王文浩,等.锥、钻颅引流减压抢救急性硬膜外(下)血肿致脑疝患者的临床研究[J].中华神经医学杂志,2012,11(9):908-911.

[15]黎志迪,杨志林,魏建功,等.外伤性后颅窝硬膜外血肿35例诊治分析[J].广东医学,2012,33(23):3594-3595.

[16]白易欣.微创手术与保守治疗对于急性中量硬膜外血肿患者的疗效比较[J].中国实用医刊,2014,41(22):41-42.

CT 平扫显示有"漩涡征"的急性硬膜外血肿手术时间点与疗效的相关性

王平振　郭付有　张蕊等

[摘要] 目的:探讨 CT 平扫显示有"漩涡征"的急性硬膜外血肿伤后至手术时间与手术疗效的相关性。方法:分析 2005 年 2 月至 2015 年 12 月郸城县人民医院接受手术治疗并获得随访的 36 例 CT 平扫显示有"漩涡征"的急性硬膜外血肿的患者的临床资料,根据伤后至接受手术的时间分为早期手术组(伤后 3h 内手术,共 17 例)和晚期手术组(伤后 3~6h 内手术,共 19 例),比较 2 组 ADL 评分,分析伤后至手术时间与 ADL 评分的相关性。结果:本研究 36 例患者术后均获得了 6 个月的随访,分别记录每位患者的 ADL 评分,并对每位患者 ADL 评分取平均值。结果显示早期手术组术后 6 个月 ADL 评分显著优于晚期手术组,差异具有统计学意义($P < 0.01$)。早期手术组术后 6 个月恢复优良率显著高于晚期手术组,差异具有统计学意义($P < 0.01$)。person 相关分析,结果显示手术时间与 ADL 评分间存在显著正相关($r = 1.54, P < 0.05$)。结论:CT 平扫显示有"漩涡征"的急性硬膜外血肿的患者伤后至手术时间与手术疗效呈负相关,早期手术疗效优于晚期手术疗效,伤后至手术时间越短,手术疗效越好,患者术后死亡率及致残率越低。

[关键词] 颅脑创伤;急性硬膜外血肿;漩涡征;手术时间;疗效

硬膜外血肿在基层医院神经外科比较常见。近十年来郸城县人民医院神经外科在实际工作中遇到了具有典型影像学特征"漩涡征"的急性硬膜外血肿,所谓"漩涡征"是颅脑 CT 平扫示于颅板与硬膜之间高密度梭形的硬膜外血肿中出现了圆形的或椭圆形的低密度区域[1]。常见的急性硬膜外血肿 CT 表现为均匀的高密度梭形影,"漩涡征"一般多位于高密度影的硬膜外血肿中间,临床上一旦发现此典型的影像学特征,多提示硬膜外有急性活动性动脉出血,血液尚未凝固,多因为脑膜中动脉及其分支损伤破裂出血压力大,不容易被血肿压迫止血,活动性动脉出血遇到颅骨与硬膜的阻挡而形成了血流动力学中的"涡流"现象[2-3]。郸城县人民医院对 2000 年 2 月至 2013 年 12 月接受住院手术治疗并获得随访的 36 例 CT 平扫显示有"漩涡征"的急性硬膜外血肿的患者进行回顾性分析,现报告如下。

1. 资料与方法

(1)一般资料

本组 CT 平扫显示有"漩涡征"的急性硬膜外血肿患者 36 例,其中男 32 例,女

4例,年龄12~51岁,平均(28.3±5.9)岁。致伤原因:交通伤14例,高坠伤11例,钝器打击伤8例,跌伤3例,伤后至入院时间30min~2.5h,平均是(65.5±21.2)min,伤后至手术时间为1.5~6h,其中伤后1.5h手术3例,1.5~2.5h为5例,2.5~3h为9例,3~4h为10例,4~5h为6例,5~6h为3例。

根据伤后至结束手术的时间分为两组:早期手术组(伤后3h内接受手术治疗)共17例,晚期手术组(伤后3~6h接受手术治疗)共19例。

(2)纳入及排除标准

纳入标准[4]:①获得完整随访资料,随访时间不少于6个月;②所有患者入院CT平扫均表现为合并低密度"漩涡征"的急性硬膜外血肿。

排除标准[5]:①合并颈髓及四肢多发伤的患者;②合并有颅内多发血肿的患者;③既往有神经系统疾病及肝肾功能衰竭的患者。

(3)影像学表现

入院颅脑CT平扫显示颅板与硬膜之间高密度的梭形影中呈现出圆形或椭圆形低密度的区域,呈"龙卷风"样低密度"漩涡征"。排除合并颅内其他多部位血肿的患者。

(4)手术治疗方法

其中开颅血肿清除术及骨瓣复位术6例,开颅血肿清除术及去骨瓣减压术7例,开颅血肿清除术及去骨瓣减压并人工用脑膜修补术23例。

(5)观察指标

比较两组患者疗效,分析手术时间与患者预后的关系。

疗效评定:采用ADL分级标准评分评定[6]。Ⅰ级:完全恢复日常生活能力;Ⅱ级:部分残留功能缺损,但可日常独立生活;Ⅲ级:日常生活不能自理需他人帮助扶持;Ⅳ级:意识清晰,但生活不能完全自理;Ⅴ级:植物生存状态。

优良率=(Ⅰ~Ⅱ级)病例数/总病例数。致残率=(Ⅲ~Ⅴ级)病例数/总病例数。

(6)统计学方法及分析

应用SPSS 16软件进行统计学处理,计量数据资料以$\bar{x}+s$表示,统计学方法采用t检验,计数资料以n形式表示,统计学方法选择χ^2检验,相关性分析采用person相关分析,以$P<0.05$为差异具有统计学意义。

2. 结果

(1)两组ADL评分的比较

本组36例患者术后均获得了6个月的随访,分别记录每位患者的ADL评分并对每位患者ADL评分取平均值。结果显示早期手术组术后6个月ADL评分显著优于晚期手术组,差异具有统计学意义($P<0.01$)。早期手术组术后6个月恢复优良率显著高于晚期手术组,差异具有统计学意义($P<0.01$)。

表1 两组患者术后 6 个月 ADL 评分及患者恢复的优良率

	伤后至手术时间	病例数（例）	术后 6 个月 ADL 评分	术后 6 个月恢复的优良率
早期手术组 （<3h） 共17例	<1.5h	3	Ⅰ级3例	100.0%
	1.5~2.5h	5	Ⅰ级3例 Ⅱ级1例 Ⅲ级1例	80.0%
	2.5~3h	9	Ⅰ级4例 Ⅱ级3例 Ⅲ级1例 Ⅳ级1例	77.8%
晚期手术组 （3~6h） 共19例	3~4h	10	Ⅰ级4例 Ⅱ级3例 Ⅲ级1例 Ⅳ级1例 Ⅴ级1例	70.0%
	4~5h	6	Ⅱ级3例 Ⅲ级1例 Ⅳ级1例 Ⅴ级1例	50.0%
	5~6h	3	Ⅱ级1例 Ⅴ级2例	33.3%

（2）伤后至手术时间与 ADL 评分相关性分析

术后 6 个月的 ADL 评分数值与伤后至手术时间这两个变量进行 person 相关分析，结果显示手术时间与 ADL 评分间存在显著正相关（$r = 1.54, P < 0.05$）。

3. 讨论

（1）CT 平扫显示有低密度"漩涡征"的急性硬膜外血肿临床特点

常见硬膜外血肿为颅板与硬膜之间密度均匀的梭形的高密度影，硬膜外出血可为静脉或板障静脉或小动脉，一般能自行停止，血肿相对稳定，病情进展速度相对平缓[7-8]。而 CT 平扫显示有低密度"漩涡征"的急性硬膜外血肿临床特点是：多为脑膜中动脉及其分支损伤破裂出血破口大出血压力大，不容易被血肿压迫自行止血，为动脉性高压力性出血，血液尚未凝固或一直在出血，具有本特征的血肿为进展型动脉性特急性硬膜外血肿，病情发展迅速，短时间内多形成巨大型急性硬膜外血肿[9-10]，引起严重的临床后果。因此，临床上一旦发现即应积极地进行手术治疗。

（2）早期手术的意义及对本特征血肿的手术治疗的紧迫性和必要性

CT 平扫显示有低密度"漩涡征"的急性硬膜外血肿，应符合特急性颅内血肿之例,目前国内神经外科学者[11]一致认为"将伤后3h内即出现的血肿称为特急性血肿",也有学者[12]认为"伤后3~24h内即出现脑疝的颅内血肿称为特急性血肿",我国神经外科先驱们在临床上积极救治许多伤后迅速陷入病危状态的颅内血肿患者,在1978年我国第二届神经精神学术会议上确定了根据伤后时间出现症状的血肿分型,分型标准共分四类[13],第一类为特急型血肿,即伤后3h内出现血肿者。本组36例患者均为3h内出现的血肿,从治疗过程中得知该型血肿病情发展极其迅速,进展快,伤后3~6h内即出现脑疝症状,因此,笔者认为CT平扫显示此特征的患者应称之为特急型硬膜外血肿,只要CT显示此特征的患者,一入院应归为重症患者来对待,明确此类患者病情的紧急性或手术治疗的紧迫性,就能使临床医生认识该症的凶险性,才能使临床医生在行动上采取急诊手术治疗,开通急诊手术绿色通道,争分夺秒来挽救患者生命,对此症患者早期手术意义重大,手术越早疗效越好,手术治疗稍有迟疑,一旦伤者进展到脑疝后,即使手术,伤者也预后不良[14]。

(3)手术时间点与疗效的关系

对于CT平扫显示有"漩涡征"的急性硬膜外血肿患者,如何把握最快、最佳的手术时间,最大限度地为此类患者提高术后疗效创造条件,仍是当前创伤神经外科医师面临最直接、最根本的问题[15],也是本课题对本特征的血肿所要提高疗效从手术时间点进行重点观察的一个关键因素。由于本特征血肿是特急型血肿,发展的迅速性,手术的紧迫性和必要性决定了手术时间点越早,疗效越好。通过系统随访回顾分析及统计学分析,早期手术组患者术后的ADL评分明显高于晚期手术组。从随访数据上分析,随着伤后手术时间点的延长,患者术后的优良率越来越低,本组3例病人受伤后1.5h开始手术的病人术后痊愈,受伤后5~6h内手术治疗的3例病人其中2人几乎都是植物生存状态。综合以上数据及临床经验得出结论:3h内手术治疗的该体征的患者,术后ADL评分明显高于3h以上的患者,3h以内的早期手术组致残率显著低于3h以上的晚期手术组。

综上所述,临床上遇到CT平扫呈现有低密度区"漩涡征"特急型硬膜外血肿,该病症是外伤性进展性硬膜外血肿[8]的特殊类型,提示病情凶险,应引起足够重视,如无明显手术禁忌证,手术治疗越早越好。早期手术疗效优于晚期手术疗效,伤后越早,手术治疗效果越好。

参考文献

[1]黄明镜,陈祖荣.颅脑创伤术后非手术区迟发硬膜外血肿23例临床分析[J].中华神经外科杂志,2013,29(8):845-846.

[2]梁玉敏,陈磊,唐超,等.外伤性进展性硬膜外血肿(附93例报告)中华神经外科杂志,2012,2(28):139-140.

[3]田万管,张文涛,朱志宏,等.23岁以下创伤性硬膜外血肿临床特点研究[J].中国全科医学,2013,16(6):686-688.

[4]江基尧.继发性颅脑损伤[M].武汉:湖北科学技术出版社,2005:432－442.

[5]陆兆丰,邱永明,程小兵,等.58例横窦骑跨性硬膜外血肿的微创手术治疗[J].上海交通大学学报(医学版),2012,32(8):1075－1078.

[6]杜春富,吴建兵,曹毅,等.上矢状窦硬膜外血肿手术止血方法探讨[J].中国神经精神疾病杂志,2012,38(6):367－369.

[7]黄警锐,肖虹,程凯敏,等.CT三维融合技术在治疗静脉窦骑跨性硬膜外血肿中的应用[J].重庆医学,2012,41(28):2924－2926.

[8]章翔,等.外伤性颅内血肿[M].北京:人民卫生出版社,2008,8:882－884.

[9]张治元,王汉东,史继新,等.颞枕部硬膜外血肿手术治疗方式选择[J].中华创伤杂志,2012,28(7):602－604.

[10]胡志国,王忠平,刘乐洪,等.急性硬膜外血肿34例临床分析[J].局解手术学杂志,2013,22(2):209.

[11]王平振,张洋,杨光,等.CT平扫显示有"漩涡征"的急性硬膜外血肿手术治疗的临床研究[J].中国实用医刊,2013,40(15):38－39.

[12]李泉清,杨芳裕,田新华,等.伴有"漩涡征"的急性硬膜外血肿的手术治疗体会[J].中国临床神经外科杂志,2008,13(5):269－271.

[13]王平振,张洋,杨光,等.CT平扫显示"漩涡征"的急性硬膜外血肿的临床意义[J].中华神经外科杂志,2013,29(2):137.

[14]胡连水,张明升,王文浩,等.锥、钻颅引流减压抢救急性硬膜外(下)血肿致脑疝患者的临床研究[J].中华神经医学杂志,2012,11(9):908－911.

[15]黎志迪,杨志林,魏建功等.外伤性后颅窝硬膜外血肿35例诊治分析[J].广东医学,2012,33(23):3594－3595.

(本文获2019年度河南省周口市科技进步二等奖)

伴"漩涡征"硬膜外血肿国内外研究进展及溯源

王平振

1. 硬膜外血肿中漩涡征科研创新。

急性硬膜外血肿(Acute extradural hematoma)是由于头部受创后,颅骨骨折等使硬脑膜与颅骨内板剥离,硬脑膜血管破裂或板障出血,血液存积于颅骨内板与硬脑膜之间形成的血肿。在基层神经外科十分常见,约占外伤性颅内血肿的30% ~ 40%,若及时处理或手术,一般预后较佳,急性硬膜外血肿颅内血肿疗效最好、死亡率最低者,目前死亡率国内降到5%以下。急性硬膜外血肿的CT表现绝大多数为颅板下均匀的高密度凸透镜状影像,而在临床实践中我们发现了在CT表现上合并有特异性的低密度区"漩涡征"的特急性硬膜外血肿。此症是比较少见的特殊类型的急性硬膜外血肿,19年间,仅占我院收治急性硬膜外血肿1.6%左右,为了提高CT平扫发现合并有低密度区"漩涡征"的特急性硬膜外血肿的临床治愈率及手术成功率,郸城县人民医院神经外科大胆提出改进具有CT平扫显示合并有低密度区"漩涡征"的特急性硬膜外血肿诊断确诊的标准及手术治疗方法。该技术研究被当作一个重要课题提出,开始自主临床研究CT平扫显示合并有低密度区"漩涡征"的特急性硬膜外血肿手术治疗,提高手术成功率,减少死亡率。该创新技术具有新颖、独特、示范指导性强、深入浅出、易于掌握推广等特点,特别是率先提出了确定CT平扫显示合并有低密度区"漩涡征"的特急性硬膜外血肿的诊断依据及基本概念并在此概念的指导下改变了手术的方法与手术的速度,提高了临床治愈率。郸城县人民医院和第二人民医院临床推广应用后,创造了十分显著的社会效益和经济效益,对于推动我国外伤性急性硬膜外血肿的手术治疗技术的发展具有重要指导示范意义。该项创新技术经河南省医学情报研究所查新:河南省内未检出明确提及CT平扫显示合并有低密度"漩涡征"的急性硬膜外血肿诊断及手术治疗并做进一步分析研究的文献报道,为河南省内首家临床报道。该技术创新指标为国内同类领先水平,表明该技术的创新达到国内先进水平。

该技术主要科技创新点:

(1)在临床实践中领先发现少见特殊临床现象,并归纳总结出基本概念和临床诊断标准。

在临床实践中领先发现在急性硬膜外血肿(即CT平扫影像中颅板下均匀的高密度凸透镜状影像)中发现比较少见的特殊类型的合并有低密度区"漩涡征"的急性硬膜外血肿,并确诊为"漩涡征"的诊断。所谓特异性"漩涡征",是指在高密度的硬膜外血肿影像中,出现的圆形或椭圆形、低密度区域,提示硬膜外有急性活动性出血,血液尚未凝固,多因活动性的动脉出血遇到颅骨与硬膜阻挡而形成血流动力学中的涡流现象,就像"龙卷风"一样。在CT平扫中均可显示是否合并有低密度区"漩涡征"的急性硬膜外血肿,若在CT平扫显示合并有低密度区"漩涡征",临床诊断即告成立,即临床诊断标准。

(2)该技术提出了该特殊类型急性硬膜外血肿发病机理及临床特点和伤者预后。

CT平扫显示合并有低密度区"漩涡征"特急性硬膜外血肿产生特殊影像的血流动力学的机理为:急性硬膜外血肿多由脑膜中动脉主干及前支和后支损伤引起,动脉出血压力大,不容易被血肿压迫止血,因而易形成"龙卷风"样的圆形或椭圆形的低密度区"漩涡征",研究者在生活中观察到,高流量的氧气管远端掉在地板上,其远端一直在运动;冲洗汽车的水管掉在地上时,其远端一直在转动;而脑膜中动脉断裂或破裂出血时喷出的血液遇到颅板或硬膜的阻挡会产生血流动力学的涡流现象,就像"龙卷风"样的圆形或椭圆形的低密度区"漩涡征"。因此此类病人CT显示有圆形或椭圆形的低密度区"漩涡征",提示硬膜外有高压力动脉性出血,血液尚未凝固或出血正在进行中。因此此类病症出血迅速,或一直在活动性出血,病情发展快,不难理解。

具有该特征的急性硬膜外血肿特殊临床表现:合并有"漩涡征"的特急性硬膜外血肿的患者,病情进展快,病情更重,极短时间进入昏迷,甚至一侧或双侧瞳孔散大、固定,对光反射消失,表现为"超急性硬膜外血肿",我们在临床上发现此类病人在很短的时间内进入昏迷,随后一侧或双侧瞳孔散大,使接诊的医生措手不及,若不争分夺秒尽早手术很可能会非常被动,尤其是在医患关系紧张的今天。

具有该特征的急性硬膜外血肿预后:CT平扫发现合并有低密度区"漩涡征"的特急性硬膜外血肿的患者的手术死亡率明显高于不伴有"漩涡征"的常见的硬膜外血肿患者。

预后差死亡率高的原因:伴有低密度区"漩涡征"的硬膜外血肿病情发展迅速,在很短的时间内多形成急性巨大型的硬膜外血肿,术中所见血肿较CT检查所示均有不同程度的显著增大,具有该体征的患者动脉出血一直在继续,血液未能凝固。

(3)通过临床实践证实CT平扫显示合并有低密度区"漩涡征"的特急性硬膜外血肿的患者与不伴有"漩涡征"的常见的硬膜外血肿患者临床表现临床特点、疾病进展速度、伤者预后有显著的差异性。

CT平扫显示合并有低密度区"漩涡征"特急性硬膜外血肿手术治疗术后死亡率高的原因:本组死亡率为35.1%,伴有低密度区"漩涡征"的硬膜外血肿病情发展迅速,在很短的时间内多形成急性巨大型的硬膜外血肿,术中所见血肿较CT检查所示均有不同程度的显著增大,具有该体征的患者动脉出血一直在继续,血液未能凝固,因此,病情进展快,极短的时间内进入昏迷,甚至双侧瞳孔散大、固定,对光反射消失。

实验中两组急性硬膜外血肿死亡率相比，其差别非常显著，为 6～7 倍。通过临床实践证实 CT 平扫显示合并有低密度区"漩涡征"的特急性硬膜外血肿的患者与不伴有"漩涡征"的常见的硬膜外血肿患者临床表现、临床特点、疾病进展速度、伤者预后有显著的差异性。

（4）该技术理清发病机理、临床特点、疾病进展速度与不伴有"漩涡征"的常见的硬膜外血肿不同，为了提高 CT 平扫显示合并有低密度区"漩涡征"的特急性硬膜外血肿的临床治愈率及手术成功率，同时进行手术方法改进和手术时机提前提速。

手术方法改进如下：根据颅脑 CT 平扫定位，设计的入颅骨瓣或骨窗位包括低密度区"漩涡征"位置，一组均行开颅血肿清除术或去骨瓣减压术，术中均见血肿内有活动性出血，位置与 CT 平扫显示的低密度区"漩涡征"位置相符，出血来源于脑膜中动脉主干及其前支或后支，前支的口径一般大于后支的口径。术中所见血肿较 CT 检查时均有不同程度的增多，为了提高手术疗效，皮瓣从骨瓣上分离后，术前有脑疝者，从骨瓣中间钻孔，先吸出颅板下液态的血液，尽早降低颅内压，打破恶性循环，为抢救病人的生命赢得时间。随后骨瓣四周钻孔线锯锯开骨瓣，术中彻底结扎脑膜中动脉活动出血的部位。术前有脑疝者去除骨瓣，切开硬脑膜，术中用人工硬脑膜修补，扩大硬脑膜下的颅容积，术中发现脑移位、脑复位不良者用脑压板抬起颞叶，促使脑疝复位。术前无脑疝者，切开硬膜探查，缝合硬膜，骨瓣复位。术中硬膜骨窗边缘悬吊，认真止血，硬膜外及皮瓣下放置负压引流管。

手术时机跟进提前提速，手术是唯一挽救伤者生命的有效方法，对此征象伤者手术时机最关紧要，必须争分夺秒地尽早手术。临床上遇到临床实践中 CT 平扫呈现有低密度区"漩涡征"特急性硬膜外血肿，应足够重视，该病症是外伤性进展性硬膜外血肿的特殊类型，病情十分凶险，动态 CT 及时复查是早期发现此症及决策手术的依据。治疗这类特急性硬膜外血肿关键在于一个"早"字，即早诊断、早决策、早准备、早手术，争分夺秒，否则，稍有迟疑，不能及时快速手术，大多患者短时间内因脑疝所致脑干衰竭而死亡。

（5）CT 平扫显示有"漩涡征"的急性硬膜外血肿手术时间点与疗效的相关性关系。

对于 CT 平扫显示有"漩涡征"的急性硬膜外血肿患者如何把握最快最佳的手术时间窗口，从而最大限度地为此类患者提高术后疗效创造条件，仍是当前创伤神经外科医师面临的最直接最根本的问题，也是本课题对本特征的血肿所要提高疗效从手术时间点进行重点观察的一个关键因素。由于本特征血肿是特急性血肿，发展的迅速性，手术的紧迫性和必要性决定了手术时间点越早疗效越好。通过系统随访回顾分析及统计学分析，早期手术组患者术后的 ADL 评分明显高于晚期手术组，从随访数据上分析，随着伤后手术时间点的延长，患者术后的优良率越来越低。本组 3 例病人，伤后 1.5h 开始手术的病人术后痊愈恢复，伤后 5～6h 内经手术治疗的 3 例病人其中 2 人几乎都是植物生存状态,综合以上数据及临床经验得出结论,3h 内接受手术治疗的该体征患者,术后 ADL 评分明显高于 3h 以上的患者,3h 以内的早期手术组致残率显著低于 3h 以上的晚期手术组。

对手术时间与疗效的应用关系研究表明:对临床上遇到 CT 平扫呈现有低密度区"漩涡征"特急性硬膜外血肿,该病症是外伤性进展性硬膜外血肿的特殊类型,提示病情凶险,应足够重视,如无明显手术禁忌证,手术治疗越早越好。早期手术疗效优于晚期手术疗效,伤后越早手术治疗效果越好。

(6)该技术提出可促使相同专业医务人员在临床实践中不至于漏诊急性硬膜外血肿这种特殊类型,一旦视而不见或漏诊,伤者预后凶险。

该技术提出可促使相同专业医务人员在临床实践中关注急性硬膜外血肿 CT 平扫中血肿密度形态,不漏诊比较特殊的 CT 平扫合并有低密度区"漩涡征"的急性硬膜外血肿,可以改变相同专业医务人员对急性硬膜外血肿诊断的全面性、严谨性、准确性,防止以偏概全、视而不见或漏诊,一旦忽视麻痹或漏诊,伤者预后凶险。为提高相同专业医务人员抢救少见的特殊类型的 CT 平扫合并有低密度区"漩涡征"的急性硬膜外血肿成功率打下坚实的理论基础。

(7)在临床实践中发现 CT 平扫呈现有低密度区"漩涡征"特急性硬膜外血肿对于推动我国外伤性急性硬膜外血肿的手术治疗技术的发展提高具有重要指导示范意义。

该技术提出可促使相同专业医务人员在临床实践中关注急性硬膜外血肿 CT 平扫中血肿密度形态,不漏诊比较少见的 CT 平扫合并有低密度区"漩涡征"的急性硬膜外血肿特殊类型,可以提高相同专业医务人员对急性硬膜外血肿诊断的全面性、严谨性、准确性,提高急性硬膜外血肿抢救成功率对于推动我国外伤性急性硬膜外血肿的手术治疗技术的发展提高具有重要指导示范意义。

(8)该技术深入浅出,无学习曲线,可迅速掌握,易于推广,同专业医务人员更易受到刻骨铭心醍醐灌顶般启发,更易指导临床实践,使同专业医务人员一看就会,一学就懂,易于在临床推广使用。特别适合创伤高发的中国国情,有很强推广应用前景。

(9)一切为了病人,为了病人一切,努力降低广大患者的医疗费用,大大提高临床治愈率,是我们医务人员的最先服务理念,该技术无须特殊设备,CT 平扫即可,不增加伤者经济开支。CT 平扫显示合并有低密度区"漩涡征"的特急性硬膜外血肿手术治疗的时间点及疗效相关性临床探讨的外科理念原则是"以人为本,治病救人,最大限度挽救生命",特别适合创伤高发的中国国情,有很强的推广应用前景,该创新技术具有新颖、独特、示范指导性强、深入浅出、易于掌握推广等特点,总之此创新技术是值得临床推广应用,能收到十分显著的社会效益和经济效益,提高了手术水平,大大提高了临床的手术质量和治愈率,可更好地为患者服务,对于我国外伤性急性硬膜外血肿手术治疗技术的全面发展提高具有重要指导示范作用。

2. 国外研究"漩涡征"历史简单回顾溯源。

头颅 CT 漩涡征的定义及特点,临床及影像学工作者经常观察到外伤性急性硬膜外血肿患者头颅非增强常规 CT 平扫检查上出现特异形状的影像,并在非增强常规 CT 上具有异质衰减,这一影像学征象可能潜在地预测入院后血肿扩大的风险,因为这可能意味着持续的出血。观察到在非增强常规 CT 上的血肿的异质性衰减表示持续出血这一现象,最初来自 1982 年齐默曼(Zimmerman)等人对硬膜外血肿患者头颅 CT 片的观察分析。3 年后格林伯格(Greenberg)等人又观察到,血肿中的低密度区域的发现——"漩涡征",认为该征象与活动性出血有关,自此便打开了关于"漩涡征"研究的新时代。临床上出现越来越多关于这一征象的研究报道,比如 2001 年纳克沙班迪(Al – Nakshabandi N A)就在放射性学杂志上报道了"漩涡征"这一特殊影像学征象。

近些年来随着医学影像学的不断发展,更多影像学医师及临床医师倾向于对血肿扩大的影像学预测指标进行研究,为临床治疗方案的调整提供一种更为直观、简便的预测工具。目前越来越多临床研究表明,头颅 CT 平扫呈现出"漩涡征"可以作为急性硬膜外血肿患者血肿扩大的影像学预测指标。

血肿扩大被认为外伤性颅内血肿患者不良结局及病死率的一项独立预测因素。因此,寻找有效的预测血肿扩大的预警标志是临床最迫切需要解决的问题之一。近年国内外报道非增强常规 CT 平扫检查显示的"漩涡征"可以作为急性硬膜外血肿扩大的预测指标。

"漩涡征"用于作为预测急性硬膜外血肿扩大的影像学指标,同临床化验指标等其他指标相比较而言,该征象能够更加直观、准确地对血肿扩大做出预测,因而漩涡征在评估急性硬膜外血肿患者预后方面有着不容忽视的作用。

本部分研究通过"漩涡征"选出早期血肿扩大风险的急性硬膜外血肿患者,于早期接受治疗,将有效改善患者的临床预后。"漩涡征"在预测急性硬膜外血肿患者血肿扩大和临床预后方面起着至关重要的作用,这一影像学指标能够帮助临床医师做出正确的判断,病情预测和评估,及时调整、制订有效的治疗方案,提高伴有"漩涡征"急性硬膜外血肿患者的存活率并改善预后,这一预测指标将成为临床上一种不可替代的工具。

血肿扩大被认为外伤性颅内血肿患者预测不良结局及病死率的一项独立因素,评估伴有"漩涡征"急性硬膜外血肿患者的临床预后非常必要,是临床实践的难点,理应受到广大医务人员重点关注。头颅 CT 平扫"漩涡征"作为预测血肿扩大的一项影像学指标,能够对急性硬膜外血肿患者病死率及预后做出有效评估,且其操作简便、价廉,是临床上不可或缺的一项影像学工具。而且目前神经创伤界对其应用价值不存在争议,对于"漩涡征"这一影像学的研究进展较为缓慢,其临床应用价值有待更进一步探究。总之,头颅 CT"漩涡征"可作为简便、可靠的工具预测、评估病情,现今即使基层医院也有使用 CT 的条件,通过头颅 CT"漩涡征"预测急性硬膜外血肿早期血肿扩大,让患者早期接受更具针对性的治疗,将更大地造福于医务人员及急性硬膜外血肿患者。

3.硬膜外血肿中"漩涡征"影像学分型、临床特点及诊断。

(1)硬膜外血肿中"漩涡征"影像学分型及影像学特征。

Ⅰ型:典型的圆形"漩涡征"(图1)。

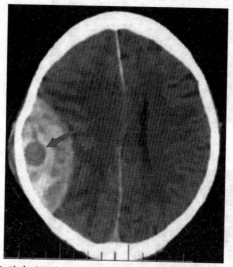

图1　硬膜外血肿中CT平扫显示出合并典型的圆形"漩涡征"(箭头所示)

Ⅱ型:椭圆形"漩涡征"(图2)。

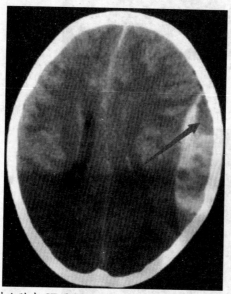

图2　硬膜外血肿中CT平扫显示出合并椭圆形"漩涡征"(箭头所示)

Ⅲ型:不规则形"漩涡征"(图3)。

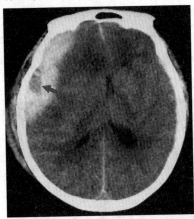

图3　硬膜外血肿中CT平扫显示出合并不规则形"漩涡征"(箭头所示)

Ⅳ型:条纹状"漩涡征"(图4)。

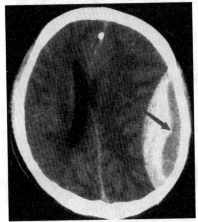

图4　硬膜外血肿中CT平扫显示出合并条纹状"漩涡征"(箭头所示)

Ⅴ型:术后型、对侧开颅术后,在手术对侧出现硬膜外血肿合并"漩涡征"(图5)。

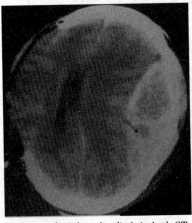

图5　对侧硬膜下血肿行开颅去骨瓣减压术,术后1小时CT平扫发现对侧出现硬膜外血肿合并有"漩涡征",硬膜外血肿中的圆形为"漩涡征"(箭头所示)

4. CT 平扫显示合并有低密度"漩涡征"的特急性硬膜外血肿的临床表现及特点。

伴有"漩涡征"的急性硬膜外血肿病人受伤后往往病情进展快,短时间内即出现意识障碍,无典型硬膜外血肿的"中间清醒期"。

CT 平扫显示合并有低密度"漩涡征"的特急性硬膜外血肿如何诊断? 根据 CT 平扫显示出上述"漩涡征"影像学的四种分型即可。

5. 笔者研究伴有"漩涡征"的急性硬膜外血肿的临床经验和诊治体会如下。

2000 年春天,我科一位年轻大夫接诊一个被公交车撞伤的 12 岁小男孩,入院不到一个小时,12 岁小男孩很快出现瞳孔散大及昏迷症状。年轻一线大夫请我术前急会诊,我清清楚楚地在 CT 片上的急性硬膜外血肿中发现一片椭圆形低密度区域,当时为了尽快为小男孩手术,挽救小男孩生命,没有多想,我急忙用数码相机(抢拍)记录下术前小男孩急性硬膜外血肿 CT 片。由于当时时间紧急,匆忙中把CT 片放在观片灯上时放反了,经过急诊手术小男孩得救了,我心里有说不出的高兴。从那以后,这个小男孩的术前 CT 片常常在我脑海中挥之不去,这一片椭圆形低密度区域到底是什么,百思不得其解。当时苦于基层医院当时还没能用上百度及谷歌,一时弄不清这是什么,我就时常到医院阅览室查阅国内各种神经外科杂志,以寻找答案,在寻找答案的过程中,科室又遇到几例 CT 片上急性硬膜外血肿中呈现出椭圆形低密度区域,同样病人入院很短时间就出现瞳孔散大及昏迷,来院晚的患者术后出现了植物生存状态。急性硬膜外血肿是脑外科的"阑尾炎",手术不复杂为何术后出现植物人? 直到 2008 年 6 月,我在《中国临床神经外科杂志》看到厦门大学附属中山医院神经外科李泉清报告的《伴有"漩涡征"的急性硬膜外血肿的手术治疗体会》一文,我才豁然开朗,8 年来心中疑问终于得到圆满解答。谢谢李泉清、杨芳裕、田新华等厦门大学附属中山医院神经外科团队,他们用中文在国内第一次报道了合并有低密度"漩涡征"的急性硬膜外血肿手术治疗经验,给了全国神经外科同行很好的启发与指导。从 2008 年 6 月以后,我在县级神经外科认真收集了 CT 平扫合并有低密度"漩涡征"的急性硬膜外血肿病例及术前、术后CT 片。

从 2000 年春到 2012 年底,这 12 年间我有幸观察到 30 多例这样的病人,于2012 年底撰写的论文《CT 平扫显示"漩涡征"的急性硬膜外血肿的临床意义》发表在《中华神经外科杂志》2013 年第 2 期上。2013 年春天我撰写的论文《CT 平扫显示"漩涡征"的急性硬膜外血肿手术治疗的临床研究》发表在《中国实用医刊》杂志2013 年第 15 期上。业余时间由于兴趣驱使,我继续在基层医院神经外科对"漩涡征"进行资料积累与观察,并于 2015 年撰写了论文《急性硬膜外血肿伴"漩涡征"36 例临床分析》,发表在《中国基层医药》杂志 2015 年第 2 期上。2017 年我又撰写了论文《CT 平扫显示"漩涡征"的急性硬膜外血肿手术时间点与疗效的相关性》发表在《临床医学》杂志 2017 年第 2 期上。截至 2019 年 12 月,国内共发表关于 CT

平扫伴有低密度"漩涡征"的急性硬膜外血肿的有关学术论文有 10 篇左右,其中我本人论文占 4 篇。截至 2019 年 12 月,我在基层县级医院研究"漩涡征"19 年,19 年来我在基层医院耐着寂寞,尤其是 2013 年我在《中华神经外科杂志》发表关于"漩涡征"的第一篇论文后,受到了中国著名神经外科专家北京天坛医院神经外科研究所赵雅度教授及李少武主任医师的高度赞扬。赵雅度教授及李少武主任医师对我的论文进行点评及表扬,这给了我莫大的鼓励,我暗下决心,业余时间要凭着兴趣及爱好继续努力,观察积累收集研究 CT 平扫显示合并有低密度"漩涡征"的急性硬膜外血肿病人、术前术后及病人疗效资料。随着观察治疗该伴有"漩涡征"的急性硬膜外血肿病人影像资料的增多,我发现合并有低密度"漩涡征"的急性硬膜外血肿影像中漩涡征的影像有圆形、椭圆形、不规则形、条纹(带)形四种类型,随后在积累的上千张 CT 片影像资料中总结了"漩涡征"的影像分型,初步得出影像学形态分类。有 2 例术后病人复查 CT 片,发现手术部位的对侧出现伴有"漩涡征"的急性硬膜外血肿,进行二次手术,病人得救,这有赖于对伴有"漩涡征"的急性硬膜外血肿理论上的提前认识及思想准备,手术前不打无准备之仗,避免了"无知者无畏"悲剧的重演,理论的学习及临床研究在实际工作中非常重要。

为了有机会认识到急性硬膜外血肿中特异不祥影像学征象"漩涡征",并丰富神经外科同行们这方面的知识,我业余时间查阅整理了国内外关于伴有"漩涡征"的急性硬膜外血肿报道文献,并结合我这近 20 年临床观察研究的经验及学术科研论文,创作成册,奉献给临床神经创伤外科医务人员,希望能成为神经创伤外科医生在临床专业路上的铺路石。

颅脑创伤后致外地口音综合征 20 例临床报告

王平振　刘秉柱　于涛等

【摘要】目的:探讨颅脑创伤后致外地口音综合征临床表现及发病机制、康复时间。方法:回顾分析 20 例颅脑创伤开颅及保守治疗后致外地口音综合征的临床资料发病时机及语言功能恢复时间。结果:本研究 20 例颅脑创伤后致外地口音综合征通过针对性对原发脑外伤治疗后,异地口音综合征的患者恢复当地口音的时间不等,讲异地口音的种类不同,语言功能恢复时间为 29 天到 7 年不等。一般均恢复。结论:颅脑创伤致异地口音综合征,通过综合征的治疗(包括药物、手术、语言功能锻炼、心理暗示等),大部分是可以恢复当地口音的。

【关键词】颅脑创伤;外地口音综合征;当地口音;综合治疗;语言功能恢复

基层医院神经外科颅脑创伤患者比较多。尤其当代交通运输业及建筑业的快速发展,颅脑创伤患者呈逐年上升趋势,近十年来,我科在治疗颅脑创伤患者时,遇到了颅脑创伤患者治疗后有外地口音综合征这一特异现象。何谓外地口音综合征(foreign accent syndrome,FAS)? 最早在 1907 年由 Marie 报道,1 例巴黎患者右侧偏瘫后出现明显伦敦奥塞申地区口音[1]。国内外文献个案报道 FAS 病因包括脑血管病、颅脑外伤、多发性硬化、神经变性病、精神分裂症[2]等。本文所关注的是颅脑创伤经保守或手术治疗后患者开口讲外地口音这一现象。其余疾病不在本文所讨论的范围,从 2003 年 12 月至 2013 年 12 月,我科在临床上共遇到颅脑创伤后致 FAS 20 例,现报告如下。

1. 资料与方法

(1)一般资料

本组颅脑损伤 FAS 共 20 例,其中男 12 例,女 8 例,年龄在 18～47 岁之间,平均 36.6 岁。致伤原因:车祸伤 14 例,高处坠落伤 3 例,钝性打击伤 2 例,跌伤 1 例。

(2)症状体征

入院时本组患者 GCS 评分,6～8 分的有 12 例,9～12 分的有 8 例,本组患者保守治疗 13 例,13 例患者中均有原发昏迷。因外伤性颅内血肿开颅血肿清除术 7 例,本组病人预后良,无偏瘫、死亡。开颅手术病人右侧颞顶部硬膜外血肿 3 例,左侧颞顶部硬膜外血肿 2 例,右顶枕部硬膜外血肿 1 例,左侧颞顶部急性硬膜下血肿合并脑挫裂伤 1 例。本组手术组病人术前无脑疝,急性硬膜下血肿切开的硬膜缝合,所有骨瓣均复位。术后病人昏迷 3～28 天不等,醒后开始讲外地口音,不讲当地口音河南话,7 例中 3 例讲广东话,2 例讲四川话,2 例讲北京普通话,问病史伤前均在外地口音所在地居住 3 ~ 5 年。

(3)辅助检查

本组所有病例经 CT 检查明确诊断,外伤性颅内血肿均超过 30mL 以上有开颅手术指征,保守治疗组的病人入院及治疗过程中均复查 CT 排除了局灶性脑水肿引起的急性颅内压增高的症状,所选择的 CT 以 64 排 CT 为标准。

(4)治疗方法

本组手术治疗的病人,根据颅脑 CT 明确诊断为外伤性颅脑血肿后设计入颅骨瓣,行开颅血肿清除及骨瓣复位术,仅有 1 例硬膜下血肿合并脑挫裂伤,切开硬膜探查后给予缝合骨瓣复位。本组保守治疗的病人均采用营养神经、止血、脑细胞激活等药物治疗,并同时进行语言康复训练心理暗示,使其尽早恢复当地口音。

2.结果

本组 20 例颅脑创伤后致外地口音综合征(FAS)通过针对性对原发脑外伤治疗后异地口音综合征的患者恢复当地口音的时间不等,讲异地口音的种类不同,语言功能恢复时间为 29 天到 7 年不等。20 例均恢复。

3.讨论

(1)FAS 发病机制尚未完全清楚,最早在 1907 年由 Marie 报道。1919 年 Pick 详尽描述 1 例捷克患者左侧脑半球卒中后出现波兰口音。国外文献早期报道均为脑卒中后 FAS,脑外伤后 FAS 未见报道。国外已报道的脑卒中后引起的外地口音包括波兰语、德语、美语、荷兰语、西班牙语、法语、北欧语、朝鲜语。国内文献脑卒中引起的 FAS 报道很少,仅有听神经瘤术后 FAS 个案报道。检索国内文献目前报道仅有 10 例左右,多为脑外伤后 FAS。涉及的语言为中国境内的地方语言,如河南话、北京普通话、东北话、四川话、广东话。FAS 发病机制至今尚未完全明了。

(2)有研究发现不同的年龄段进行语言学习,其中枢定位可能不同,即患者幼年学习的当地口音与成年学习的异地口音,其语言中枢不同。而口音中枢有优势与非优势之分,且优势口音抑制非优势口音的表达。平时异地口音中枢被抑制,表现不出来,本组 20 例病人追问居住史,20 例病人有退伍军人、理发师、厨师、普通打工者,均 18 岁后在异地有生活、工作经历 3 ~ 5 年。颅脑创伤后异地口音中枢抑制被解除,当地口音被异地口音所代替。Jenkins 等[3]研究认为脑外伤后几个小时内皮层功能重新进行调整,恢复了以前被抑制的神经功能。有人认为,脑神经功能尚未恢复情况下出现了巴甫洛夫学说中的"痕迹性条件反射",因损伤了、抑制了当地口音中枢,经皮层重新调整后启动未受累的外地口音中枢,病情好转后当地口音中枢功能恢复,外地口音中枢重新受抑制。Carbary 等[4]认为这种病人皮层下有一个相关的部位受损后,患者出现语音缺失,没有情感或表情相应表达,使听者听起来像是一种外地口音。

（3）有另外的学者认为 FAS 是一种与语言、口音记忆功能紊乱相关的综合征，当颅脑外伤引起原来的当地口音记忆环路受损后，大脑中相对静止的异地口音环路联系开始活动，并与运动语言中枢发生联系，从而表达出异地口音[5]，这部分受损的环路联系可以在康复期间，由于环境的刺激重新建立，从而恢复当地的口音。

（4）检索国内文献，国内张之营等[6]报道了颅脑外伤致外地口音综合征4例，笔者通过近十年的观察，在临床实际中确实存在颅脑外伤后异地口音综合征，且所有的发病病人均在成年到外地工作，有生活 3～5 年居住史，从事的职业工种也不同，以服务行业为多。且在外地生活期间为了更好地融入当地社会，均主动地去学习异地口音。本组 20 例病人 FAS 持续的时间，我们随访的结果是 29 天到 7 年不等。

总之，FAS 目前是颅脑创伤后少见的伴发症，发病时间、发病长短，无明显规律性可循，随着病情的好转、时间的推移，多数恢复原来的口音，在治疗原发伤的同时，加强语言功能锻炼，积极配合心理暗示疗法，有利于语言的早期功能恢复。

参考文献

［1］Van Borsel J，Janssens L，Santens P. Foreign accent syndrome：anorganic disorder［J］. Commun Disord，2005，38：421 – 429.

［2］Abel T J，Hebb A O，Silbergeld D L. Cortical stimulation mapping in a patient with foreign accent syndrome：case report［J］. Clin Neurol Neurosurg，2009，111：97 – 101.

［3］Jenkins W M，Merzenich M M，Recarzore G. Neocortical representational dynamics in adult primates：implications for neuropsychology［J］. Neuropsychologia，1990，28：573 – 584

［4］Carbary T J，Patterson J P，Snyder P J. Foreign Accent Syndrome following a catastrophic second injury：MRI correlates linguistic and voice pattern analyses［J］. Brain Cogn，2000，43：78 – 85.

［5］Tran A X，Mills L D. A Case of foreign accent syndrome［J］. J Emerg Med，2013.

［6］张之营，赵继宗，周修玉. 脑外伤致外地口音综合征四例［J］. 中华神经外科杂志，2002，18(1)：25.

（本文获河南省周口市 2016 年度科技进步二等奖，证书号：2016 – J – 62 – R01/08）

神经节苷脂联合静脉滴注高氧液治疗急性中央型颈髓损伤综合征的临床研究

王平振　刘秉柱　刑伟等

[摘要]目的:探讨神经节苷脂钠(商品名:申捷针)联合静脉滴注高氧液治疗急性中央型颈髓损伤综合征的临床疗效。方法:在常规综合治疗牵引的基础上入院后早期应用神经节苷脂钠针100mg加200mL生理盐水静滴1周,每日1次。从第2周到第3周改为神经节苷脂钠针20mg加入200mL生理盐水中静滴,每日1次,总疗程为4周;每位患者静脉滴注高氧液每天为1000~1500mL,10天为一疗程,总疗程为4周。结果:本组48例随访1~15年,平均8年6个月,48例保守治疗45例,手术3例,48例双下肢及二便恢复正常;44例双上肢肌力恢复为5级,基本正常;3例双上肢肌力为4级,遗留有手内在肌萎缩,残留部分功能障碍;1例仍存留肢体麻木感。结论:神经节苷脂钠联合静脉滴注高氧液能明显提高急性中央型颈髓损伤综合征的疗效。

[关键词]神经节苷脂钠;高氧液;急性中央型颈髓损伤综合征;疗效

自Schneider等[1]首次报道急性中央型颈髓损伤综合征(ACCS)以来,ACCS在脊髓损伤领域已成为一个独立的病种。ACCS是临床上较为常见的脊髓不完全损伤类型之一,引起本综合征的原因以颈椎过伸损伤最为常见。在基层创伤神经外科也是比较常见的,我科自1996年1月至2012年1月应用神经节苷脂联合静脉滴注高氧液及牵引药物保守和手术治疗48例,效果显著,现报告如下。

1. 资料和方法

(1)一般资料

本综合征共48例,男40例,女8例,年龄46~71岁,平均52岁,损伤原因:醉酒后走路跌伤12例,醉酒后骑自行车摔伤12例,车祸伤18例,高空坠伤4例,被人打伤2例,其中38例有不同程度额面部擦伤或挫裂伤,4例肋骨骨折,6例伴有颅脑损伤及脑挫裂伤。损伤机制:颈椎过伸性损伤无明显骨折脱位者42例,屈曲型损伤2例,侧屈型损伤1例,压缩型损伤1例。受伤前有颈椎病病史20例。

(2)临床表现

48例均有不同程度四肢不全瘫痪症状,临床特点表现为不同程度的上肢运动功能障碍重于下肢,损伤平面以下痛温觉丧失而深感觉存在,上肢肌力为0~3级,下肢肌力为3~4级,22例伴有双上肢烧灼感及电击麻木感或痛觉过敏,其余患者有不同程度的触痛觉减退,深感觉存在,直肠膀胱功能受累者6例,四肢瘫痪从下肢开始恢复,膀胱功能次之,上肢及手的功能最后恢复。大部分病人双上肢以手握力差为主诉。

(3)影像学检查

所有病例均行X线检查及CT、MRI(磁共振)检查,X线检查:48例中仅有4例有椎体前缘撕脱性骨折,2例发现横棘突骨折,其余42例无明显骨折脱位,占全部病例的87.5%;CT检查:16例有颈椎管狭窄,7例有颈椎间盘突出,9例有椎体后缘增生,后纵韧带骨化4例,发育性椎管狭窄2例;MRI检查:39例T_2W_1信号增强,提示脊髓水肿或血肿,2例有明显椎间盘突出,1例伴有明显椎管狭窄及后纵韧带骨化。

(4)治疗方法

48例患者入院后均给予脱水剂(甘露醇)、激素(甲泼尼龙或地塞米松)、纳洛酮和尼莫地平等,并预防褥疮和应激性溃疡或感染的发生。均行枕颌带牵引,重量2.0~3.0kg,持续牵引4周,后改为颈托中立位固定2个月,颈托固定期间同时口服神经营养药。MRI检查呈现有明显椎间盘突出的患者伤后3~21天行颈前路减压植骨融合术2例,1例伴有明显椎间管狭窄及后纵韧带骨化者行后路单开门椎管扩大成形术。

(5)神经节苷脂及高氧液在治疗中具体应用方法

神经节苷脂钠注射液,在常规综合治疗牵引的基础上入院后早期应用神经节苷脂针100mg加200mL生理盐水静滴1周,每日1次;从第2周到第3周改为神经节苷脂针20mg加入200mL生理盐水中静滴,每日1次;总疗程为4周。在常规综合治疗牵引的基础上,入院早期后应用静脉滴注高氧液,采用西安高氧医疗设备有限公司生产的GY-1型高氧医用液体治疗仪,对静脉输液(如葡萄糖液,生理盐水等)进行溶氧活化处理,操作过程按照仪器说明。在氧流量为3L/min时,500mL液体溶氧时间为20min,250mL为10min,既得高氧液,每位患者静脉滴注高氧液每天为1000~1500mL,10天为一疗程,总疗程为4周。

2.结果

本组48例随访1~15年,平均8年6个月,其中48例患者保守治疗45例,手术治疗3例。患者颈部症状消失,四肢肌力增加,肌张力减低,受累肢体感觉基本恢复。48例双下肢及二便恢复正常;44例双上肢肌力恢复为5级,基本正常;3例双上肢肌力为4级,遗留有手内在肌萎缩,残留部分功能障碍;1例仍存留肢体麻木感。恢复时的特点[2]:通常下肢最早于伤后3~6h即见恢复,其次是膀胱功能,上肢恢复最迟,手部功能恢复最差,常因脊髓损伤波及脊髓前角细胞,致手内在肌萎缩,而残留某些功能障碍。

3. 讨论

(1) ACCS 在临床上比较常见，ACCS 通常认为是脊髓中央部位的水肿，本组 37 例中 MRI 所见脊髓内信号增高也证实了这一点，MRI 对脊髓外伤及疾病的诊断符合率达到了 90% 以上，科学的发明促进了许多疾病的诊断和重新再认识。本症多因颈椎过伸性损伤所致，本组占 87.5%。

(2) ACCS 损伤机理：颈椎过伸性损伤瞬间椎体后部的增生骨赘、突出的椎间盘及钙化的后纵韧带压迫脊髓前方，而同时脊髓后方的黄韧带因松弛产生皱褶，使脊髓前后受压，因为在皮质脊髓侧束内支配上肢的神经纤维位于中央区域，而支配下肢的神经纤维排列在外侧，故颈髓中央损伤时临床表现为上肢重于下肢的四肢瘫，同时可伴有膀胱功能障碍及损伤平面以下感觉障碍。根据脊髓生物力学特点与颈椎过伸脊髓损伤的关系，脊髓具有手风琴式的可折叠性的特性，当脊柱生理性前屈与后伸时脊髓随着椎管的伸缩也延长和缩短，其横断面由圆形变为椭圆形。在颈椎过伸时，椎管长度变短，脊髓折叠完全充满椎管，椎管的缓冲间隙消失，脊髓可被椎管后部的黄韧带皱褶挤压致伤。由于脊髓的神经纤维几乎在四周，而中央管周围组织较疏松、血管丰富。所以中央部分首先受累，出现水肿或出血。因为灰质系由神经细胞、短轴突和突触组成，组织较脆弱，而白质则由长纤维组成，排列紧密，比较坚韧，对外力有较大抵抗力。其次灰质代谢率高，血流要求比白质高 5~6 倍，故灰质易受损出现症状。

(3) 急性中央型颈髓损伤多为不完全性损伤，X 线多无骨折及脱位表现，有时颈部的轻微损伤就可使之产生病变，这就提示患者本身就有潜在的致病因素[3]。退变性颈椎管狭窄症、后纵韧带骨化等原因导致的椎管狭窄是其病变的病理基础，此时椎管内有效容积减小，使椎管内缓冲空间大大减少，甚至消失，脊髓受压往往处于临界状态，一般没有或仅有轻微的临床表现，一旦遭受外伤，椎管内骨性或纤维结构受到破坏，这种临界状态被打破，迅速出现颈脊髓受压。其中退变性颈椎管狭窄症是颈椎管狭窄中最常见的类型。随着年龄的增长，颈椎逐渐发生退变。前方是颈椎间盘退行性改变，可致椎间隙不稳、椎间盘突出，随后可出现椎体后缘骨质增生，小关节增生肥大，后纵韧带骨化及黄韧带肥厚等。故急性中央型颈髓损伤多见于中老年患者。本组患者平均年龄为 52 岁，且全部在 45 岁以上，其中 CT 检查发现：16 例有颈椎管狭窄，7 例有颈椎间盘突出，9 例有椎体后缘增生，后纵韧带骨化 4 例，发育性椎管狭窄 2 例。本组 48 例患者中 MRI 检查呈现有明显椎间盘突出伴脊髓受压的，行颈前路减压植骨融合术 2 例，1 例伴有明显椎间管狭窄及后纵韧带骨化者，行后路单开门椎管扩大成形术。

(4) 国内多数学者认为 ACCS 预后比较好，有些可自行恢复，对此症有比较乐观的态度。在脊髓损伤中仅有此综合征通过治疗后大部分患者魔术般地恢复良好，确实令人鼓舞。本病多主张药物保守治疗，本组 48 例中仅有 3 例通过 MRI 检查有明显的脊髓受压手术适应证才手术。我们早期治疗的体会与部分国内的学者[4]遇到的问题相同:也就是部分患者通过保守治疗确实取得了一定的疗效,但其中有些患者在伤后的一段时间不再恢复,进入一个平台期,部分症状已恢复的患者神经功能再次恶化,这就是临床治疗中遇到的新的问题,临床研究就是遇到新的问题寻找新的药物或方法进行治疗。为了提高疗效,我们1996年开始采用神经节苷脂联合高氧液静脉滴注治疗ACCS进行针对性的临床观察,取得了较好的疗效。这是因为静脉滴注高氧液能提高脊髓灰质血中的含氧量,保持脊髓中央部位灰质中的高代谢,防止脊髓因为水肿、缺血、再水肿,二次损害的恶性循环发生。神经节苷脂是一种存在于中枢神经系统细胞中高浓度复合酸糖脂,是形成细胞膜的主要成分,主要分布于双层细胞的外层,可刺激神经细胞生长和损伤神经组织的再生。神经节苷脂具有神经"重塑"功能,即促进保护神经细胞的生存,轴突生长和突触生长。通过神经节苷脂和高氧液在本组48例的治疗,确实取得了良好的效果,使个别位于平台期的病人神经功能恢复提速,部分神经功能已恢复的患者没有再次发生恶化,有手术适应证的尽早手术,迅速打破脊髓受压的恶性循环,及时改善脊髓的血供,给脊髓恢复创造良好的条件。

近年来,我们应用神经节苷脂联合静脉滴注高氧液,并结合传统药物治疗及牵引治疗ACCS取得了优良的效果,使大部分病人得到奇迹般的治愈,使瘫痪病人重新拥有多彩的人生,该疗法值得推广应用。

参考文献

[1]Schneider R C,Cherry G,Pantek H. The syndrome of acutecen-trolcervicalspinal in-jury[J]. J Neurosurg,1954,11:546 – 549.

[2]陆欲朴,胥少汀,葛宝丰,等. 实用骨科学[M].北京:人民军医出版社. 1991:771.

[3]党耕町,孙宇,刘忠军. 无骨折脱位型颈脊髓损伤及外科治疗[J].中国脊柱脊髓杂志. 2003,3(10):581 – 582.

[4]尚博,周恩昌,都芳涛,等. 中央型颈髓损伤18例治疗分析[J].山东医药. 2006,46(27):86 – 87.

(本文获河南省周口市2015年度科技进步二等奖,证书号:2015 – J – 73 – R01/08)

ACCS常见于颈椎过伸性损伤,如图1为颈椎过伸性损伤示意图,图2为颈髓损伤的机理(暴力强度及椎节病变均可影响伤情,其中图左为颈椎原有病变,如骨赘、黄韧带内陷等引起的损伤;图右为过度仰伸引起的损伤),图3为脊髓中央管症候群示意模型图。

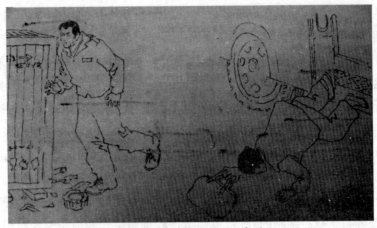

图 1　颈椎过伸性损伤示意图

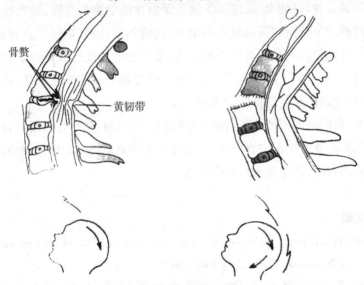

骨赘

黄韧带

图 2　颈髓损伤的机理

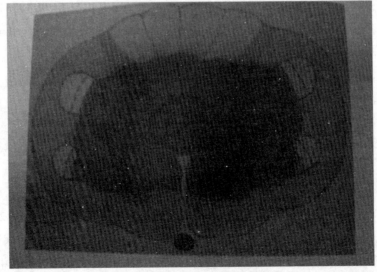

图 3　脊髓中央管症候群示意模型图

如图4~图7是几个ACCS的典型案例。

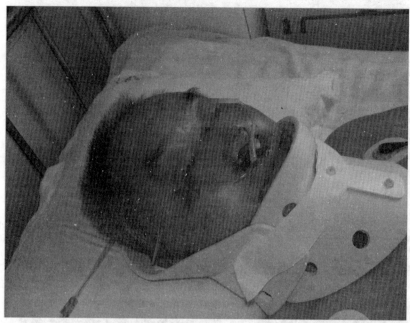

图4 ACCS患者A,入院时颜面部均有挫伤或伤口

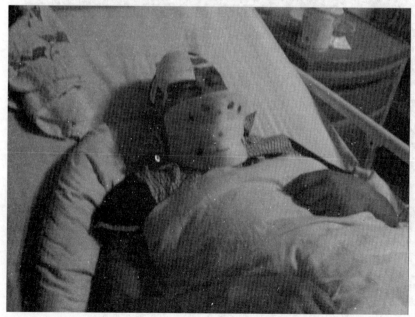

图5 ACCS患者B,入院时颜面部均有挫伤或伤口

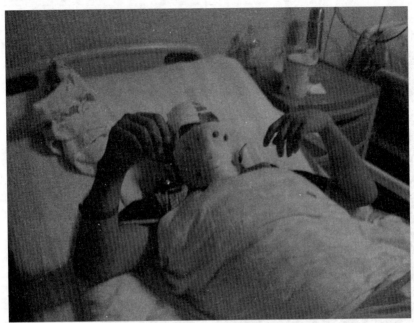

图6　ACCS患者C,入院时双上肢和双手握力差

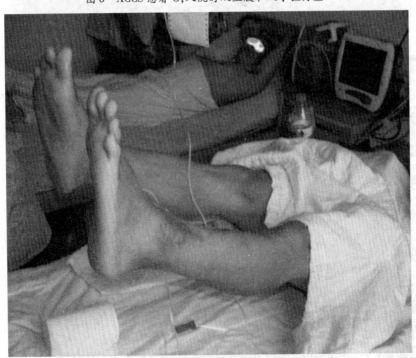

图7　ACCS患者D,入院时双下肢肌力大部分正常

　　张某,男,48岁,骑摩托车撞在树上致颈椎过伸性损伤,并伴有右额部有开放性皮肤伤口,引起ACCS,致病人上肢重,双手握力差,病人的下肢轻。如图8、图9、图10、图11分别为该患者入院时,入院半个月,入院1个月,入院2个月的MRI片。图12为治疗两个月后该病人上肢、双手握力的恢复情况。

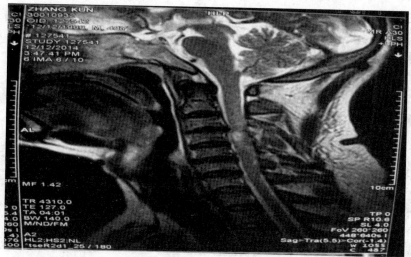

图 8　张某刚入院时的 MRI 片

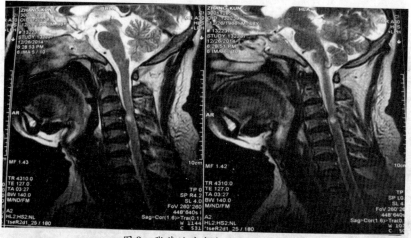

图 9　张某治疗半个月的 MRI 片

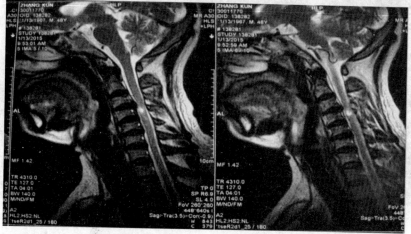

图 10　张某治疗 1 个月的 MRI 片

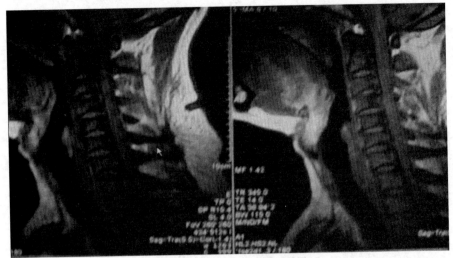

图 11　张某治疗 2 个月的 MRI 片

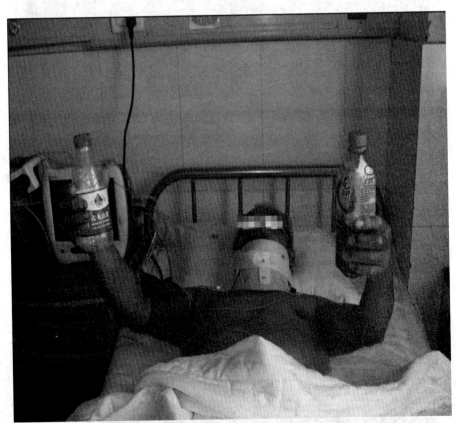

图 12　张某治疗 2 个月后上肢双手握力的恢复情况

如图 13 为另一 ACCS 患者入院时的情况,图 14 为该患者恢复情况。

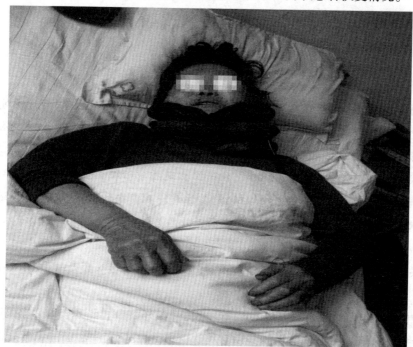

图 13　患者入院时上肢症状重(双手握力差),下肢轻

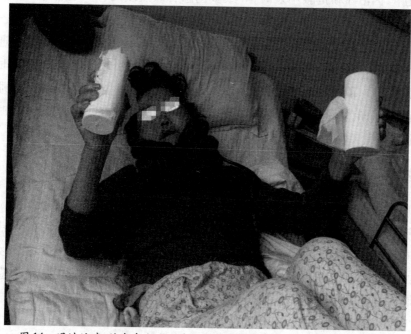

图 14　通过治疗,该患者上肢双手握力几乎恢复正常,下肢的轻症状也恢复

双额叶脑挫裂伤所致脑中心疝68例抢救报告

王平振　刘秉柱　杨光等

[摘要]目的:探讨双额叶脑挫裂伤所致脑中心疝的抢救与治疗。方法:对68例双额叶脑挫裂伤所致脑中心疝的患者的临床资料进行回顾性分析。结果:68例双额叶脑挫裂伤并发脑中心疝的患者经治疗后,挽救生命55例,死亡13例,间脑期手术效果最好。结论:双额叶脑挫裂伤一旦出现脑中心疝,死亡率或病残率高,应在伤后严密观察病情,监测生命体征,尤其注意瞳孔变小的情况出现,警惕迟发型脑中心疝的发生,间脑期及时手术是提高疗效的关键。

[关键词]双侧额叶脑挫裂伤;中心疝;间脑期;冠状入路双额开颅手术

脑中心疝(brain central herniation,BCH)是神经外科一种特殊类型的脑疝,与常见几种脑疝表现不同,临床医师早期对其认识不足,发生脑中心疝的患者病情常突然恶化[1],因治疗和抢救不及时,导致多例患者致残或死亡。通过近几年的努力,临床医师们认识到双额叶脑挫伤患者特别容易发生脑中心疝。此类病人一旦入院,临床医师应高度警惕脑中心疝发生。2000年1月至2012年9月,我们通过对双额叶脑挫裂伤引起的脑中心疝68例病人进行抢救性治疗认识到,积极适时进行外科手术干预,能有效地抢救患者生命,改善预后。通过上述病例,临床医师们逐步对脑中心疝有了进一步的认识,发现了其特殊病理关键点,早期判断并及时处理可明显提高患者生存率及抢救成功率。现总结报告如下。

1. 资料和方法

(1)一般资料

2000年1月至2012年9月我们科共抢救双额叶脑挫裂伤引起脑中心疝患者(经随访获得完整资料)共68例,其中男性56例,女性12例,年龄在21~71岁之间,平均年龄46.3岁,颅脑创伤(其中滑倒枕部着地40例,交通伤20例,高处坠落摔伤8例),主要受力点为后枕部,导致双额叶底部对冲性脑挫裂伤。按照入院时脑疝发生的时间24h为标准,分为急性脑中心疝组和迟发型脑中心疝组。其中急性组12例为入院后24h内发生的脑中心疝,迟发型组56例为入院后24h之后发生的脑中心疝,迟发型指脑中心疝发生的时间为伤后1~9天。

(2)临床表现

入院时患者GCS评分13~15分者31例,8~12分者27例,小于8分者10例,脑中心疝患者均有程度不等的意识障碍。神智淡漠、嗜睡或恍惚者21例,浅昏迷者38例,深昏迷者9例。瞳孔正常,对光反射迟钝或消失者25例;瞳孔缩小,对光反射迟钝或消失者33例。呼吸基本正常41例,呼吸节律改变27例。抽搐发作者21例,四肢肌张力增高伴或不伴双侧病理反射者34例,去皮层强直者16例,四肢迟缓13例。

(3)影像学CT资料

所有患者均行CT确诊,双侧额叶挫裂伤伴(或不伴)脑内血肿伴(或不伴)蛛网膜下腔出血共33例;双侧额叶脑挫裂伤伴(或不伴)脑内血肿或硬膜下血肿23例,弥漫性脑肿胀6例,额部粉碎性凹陷性骨折合并脑挫裂伤6例,脑中心疝患者CT表现为:幕上有占位性病变,侧脑室受压变小,特别是额角受压变平或消失,第三脑室受压变小或消失,鞍上池受压变小或消失,环池受压变窄或消失,中线居中或偏移小于5mm,额角明显受压闭塞,双侧额角间夹角>120°。

(4)治疗方法

急性组12例,保守治疗2例,迟发组56例,均行手术治疗。手术方法:对于非对称性的双额叶脑挫裂伤,以一侧为主,采用单侧开颅去骨瓣减压手术治疗;对于双侧额叶脑挫裂伤严重者,行冠状入路双额开颅去骨瓣减压术;对于合并一侧额颞顶硬膜下血肿同时伴有脑疝者,采用一侧扩大翼点入路,另侧额部开颅去骨瓣减压术。所有手术中间均由骨桥待颅骨修补用,合并血肿清除血肿,并对失活脑组织给予清除,彻底止血,人工硬脑膜覆盖,减张缝合,去骨瓣减压。

2.结果

急性组手术治疗10例,保守治疗2例。手术组存活7例,死亡3例,保守组2例均存活。术后6个月随访存活7例中按GOS(格拉斯哥颈后评分)评分评价临床结果:1分1例,2分2例,3分3例,4分1例。迟发组56例,均手术治疗,术后死亡10例,存活46例,术后6个月随访按GOS(格拉斯哥预后评分)评分评价临床结果:1分5例,2分6例,3分11例,4分15例,5分9例。

3.讨论

(1)脑中心疝也可称为中央型脑疝或下行性小脑幕(中心)疝(central descending transtentorial herniation,CDTH),是指幕上占位病变压迫大脑半球与基底核,使中线结构(指间脑、基底核、第三脑室、中脑等以及重要的神经血管等结构)向后下方移位,由小脑幕裂孔疝出,而产生临床症状有顺序变化的一组综合征[2]。Plum和Posner将其分为四期:间脑期、中脑-脑桥上部期、脑桥下部-延髓上部期、延髓期。其中间脑期又分为健脑早期和健脑晚期。症状出现的顺序先是间脑、中脑、脑桥,最后出现延髓损害的症状,两人是根据意识障碍、呼吸、眼球运动、瞳孔对光反射、运动体征等将脑中心疝分为4期的。

①间脑期:嗜睡或昏迷,呼吸正常或呈潮式呼吸,双侧瞳孔缩小,光反应正常。

头眼反射存在，双侧病理反射，压框出现去皮层强直。②中脑－脑桥上部期：昏迷，中枢神经元性过度呼吸或潮式呼吸，瞳孔正常或轻度扩大，光反射消失，头眼反射迟钝，压框出现去大脑强直。③脑桥下部－延髓上部期：昏迷，呼吸浅快、节律失调，瞳孔中度扩大，光反射消失，头眼反射消失，压框去大脑强直不明显，四肢迟缓，有时下肢屈曲。④延髓期：昏迷，呼吸失调，缓慢，常 < 12 次/分，瞳孔散大，光反射消失，头眼反射消失，四肢迟缓。

Plum 和 Posner 认为昏迷病人由于额顶枕叶脑实质病变导致丘脑下部、中脑被盖部向下移位压迫水肿产生 Honer 综合征是早期中心疝最初的明显症状。本组临床常遇到昏迷病人，双侧瞳孔针尖大小或一侧缩小，但光反应正常、头眼反射正常，出现呼吸失调或潮式呼吸，此刻便是脑中心疝间脑期的表现[3]，及时发现和掌握间脑期的特点，是抢救的关键。此时间脑的功能出现障碍而脑干的功能尚存在，此时是抢救是否成功的关键。错过了这个时机，当脑干功能遭到破坏时，则已无力回天。

（2）脑中心疝以迟发型脑中心疝为最多，迟发型脑中心疝多发生于伤后 24h 以后，迟发型脑疝多于伤后 3～9 天出现脑疝症状，也有伤后第 10 天出现脑中心疝的报道。本组迟发型脑中心疝占 82.3%，急性组为伤后 24h 内发生的脑疝，本组占 17.7%。其原因为：①因双侧额叶脑挫裂伤缓慢加重引起颅内压增高，最终颅内压代偿机制失衡；②因脑挫裂伤较重使脑水肿消退缓慢；③脑挫裂伤组织出血、坏死、液化所产生的毒性反应；④合并脑梗死与血液再灌注的附加损伤[4]。从脑中心疝的发生时间来看，可有伤后 24h 即发生的急性组，也有 1～9 天的迟发组，且以迟发组的病例居多，这与脑水肿的发生过程相符，从动物实验表明，伤后 6h 脑水肿开始加重，72h 达到高峰，7 天以后逐渐消退，但也有迁延时间较长的[5]，我们的研究发现：双额叶脑挫裂伤引起脑水肿，其消退是比较慢的。

（3）双额叶脑挫裂伤所致的脑中心疝手术治疗以间脑期最为理想，患者预后显著改善，当此类患者入院时不论有无意识障碍均应常规使用多功能生命体征监护仪，每隔 15～30min 观察一次神志、瞳孔、生命体征和肢体活动情况，并及时记录与对比。当患者由神志清醒转为轻微的意识障碍，烦躁不安，瞳孔缩小，光反射迟钝，血压上升，脉搏与呼吸加快，肌张力增高，预示可能已有中心型脑疝形成，应及时推注甘露醇并准备进行手术减压，防止病情进一步恶化，决不能因为镇静药的使用而延误手术抢救时机。手术时机以间脑期最为理想，不能迟于出现中脑、脑桥上部损害时，其手术方法主要是去骨瓣减压，同时清除血肿[6-7]。有关双额叶脑挫裂伤开颅手术原则应根据 CT 显示挫伤与血肿的范围大小来决定。如一侧为重者，可行单侧额瓣开颅术，否则应做额部冠状入路行双侧额瓣开颅术，中间可保留 2～3cm 的骨桥，一方面可防止矢状窦回流静脉的损伤，另一方面又便于将来的颅骨修补术，术中尽可能清除脑内血肿与挫伤失活的脑组织，特别是额叶底部近眶面的血肿不应遗留。本组病人大部分于间脑期手术且效果显著。

（4）在基层神经外科临床实际工作中，双额叶脑挫裂伤的患者多见，多为枕部着地，额叶底部对冲伤，该类患者一旦发生脑中心疝，若错过抢救时机，预后极差。对此类患者入院后应高度重视，进行常规生命体征检测，1～2周内均需密切观察，做好术前准备，做动态颅脑CT检查，密切注意其意识、瞳孔、生命体征变化，当患者由神志清醒转为轻微的意识障碍，烦躁不安、瞳孔缩小、光反射迟钝、血压上升、脉搏与呼吸加快、肌张力增高时，预示可能有中心型脑疝形成，决不能因镇静药的使用贻误手术时机，有手术指征者及早进行手术治疗，防止病情进一步恶化。综上所述，间脑期是脑中心疝患者抢救的关键时期，在此期手术治疗最为理想。对于双额叶脑挫裂伤患者，我们应该高度重视，密切观察病情变化，加重对生命体征、意识、眼球活动、瞳孔变化及肢体活动重点观察，进行动态头颅CT复查，清楚地了解脑挫裂伤程度、血肿大小、水肿范围、脑受压的严重度，制订完善的计划，早期手术治疗是抢救成功的关键所在，本组几乎全部都是早期手术治疗，效果显著。

（5）双额叶脑挫裂伤所致脑中心疝的正确处理策略。①对病情的认识：思想上要高度重视，应以"临床重型"看待[8]。虽早期症状轻微，但也要时刻警惕病情突然加重的可能。入住神经外科重症监护室，提早做好术前准备工作，避免脑中心疝形成时措手不及。②对病情的观察：应加强对意识、生命体征、瞳孔、眼球运动和肢体活动的重点观察。在传统病情观察中，瞳孔是否等大或散大，光反应是否存在，往往会引起注意，而瞳孔显著缩小则常常被忽视。而Honer综合征恰恰是间脑最具特征性的表现[9]。此时的主要特点是双侧瞳孔显著缩小，而光反应及头眼反射存在，是由丘脑下部的腹外侧核受抑制所致。③特别提醒神经外科专科医师要加强对脑中心疝知识的掌握和实践，只有这样，才能避免"无知者无畏"，在临床实践中遇到脑中心疝才能避免"视而不见"，对脑中心疝的抢救治疗"回天有术"，造福患者。

参考文献

[1]胡旭,董吉荣,蔡学见,等.脑中心疝动物模型的建立[J].中华神经外科杂志,2012,28(9):953-956.

[2]Plum F, Posner J B. The diagnosis of stupor and coma. Contemp Neurd Ser, 1972, 10:281-286.

[3]王隆富.早期脑中心疝抢救的体会[J].中风与神经疾病杂志,1992,9:97.

[4]王保华,裴永恩,惠国桢,等.双额(附34例临床分析)叶脑挫裂伤并发中央型脑疝42例患者诊治体会.中国临床神经外科杂志,2008,13(5):302.

[5]Lius H M, Tu Y K, Su C T, Changes of brainstem and perimesencephalic cistern;

dynamicpredictor of outcome in severe head injury [J]. J Trauma,1995,38(3):
330－333.

[6]孙怀宇,陈振国,王鹏,等.双额叶脑挫裂伤致中央型脑疝的治疗体会[J].中华神经外科杂志,2007,23(2):141.

[7]李月琴,沈梅芬.双额叶脑挫裂伤并发中央型脑疝的临床观察和护理[J].江苏医药,2004,11:816.

[8]杨志明,李金恒,尹港峰,等.额叶内侧面损伤救治体会[J].中华神经外科杂志,2005,21(6):337－337.

[9]时晶,王伟忠,姜端华.早期脑中心疝的抢救[J].中国乡村医药,2004,11(3):51－56.

（本文获2016年度河南省周口市第十三届自然科学优秀学术成果三等奖）

神经节苷脂联合静脉输入高氧液治疗弥漫性
轴索损伤的临床研究

王平振　于涛　刘秉柱等

[摘要]目的:探讨神经节苷脂(单唾液酸四己糖神经节苷脂钠注射液,本研究选择国产商品名为"申捷"针,山东齐鲁制药公司生产)联合静脉滴注高氧液治疗弥漫性轴索损伤的疗效。方法:将124例弥漫性轴索损伤患者按随机数字表随机分为4组,对照组(常规综合治疗),申捷组(申捷针注射+常规综合治疗),静脉滴注高氧液组(静脉滴注高氧液+常规综合治疗),联合治疗组(申捷针注射+静脉滴注高氧液+常规综合治疗),分别于伤后当天,治疗后1天、7天、14天、21天行GCS评分及治疗,半年后行GOS评分,并相互比较。结果:治疗21天后,联合治疗组患者GCS评分明显提高($P < 0.01$),预后良好率均明显高于其他三组($P < 0.05$)。结论:申捷联合静脉滴注高氧液明显改善弥漫性轴索损伤患者的疗效及预后。

[关键词]神经节苷脂钠;静脉滴注高氧液;弥漫性轴索损伤;疗效

弥漫性轴索损伤(disffuse axonal injury, DAI)是闭合性颅脑损伤中的一种常见的原发性脑损伤[1],是重要的脑外伤类型之一,在重症颅脑损伤中发生率较高,多呈迁延性昏迷,或植物生存状态,死亡率和致残率高,在临床上治疗比较困难。弥漫性轴索损伤是头颅在加速运动中,脑内轴索集聚区发生以神经轴索肿胀、断裂或形成轴球为特征,并伴有脑实质点状、灶状出血的颅脑创伤。目前科学已经证实弥漫性轴索损伤是由于旋转暴力产生的剪切力所引起,一般伤后立即出现昏迷状态[2]。目前弥漫性轴索损伤缺乏手术指征及手术治疗手段,多采用药物保守治疗。我科从2005年6月至2012年2月采用申捷(单唾液酸四己糖神经节苷脂钠注射液)联合静脉滴注高氧液治疗DAI,取得满意的疗效,现报告如下。

1.临床资料

(1)研究对象

共124例,均符合下列入选标准。

①头部有加速性旋转暴力作用损伤病史;②伤后立即昏迷,烦躁不安,入院时GCS 3~8分;③无明显神经定位体征;④CT扫描和MRI(24h后)证实大脑皮质和

髓质交界处,神经核团和白质交界处,胼胝体,脑干有单发和多发无占位效应出血灶(直径少于2cm)及脑室内出血,脑弥漫性肿胀,蛛网膜下腔出血,但中线结构无明显移位;⑤年龄11～58岁。伤后12h以内入院,排除心肺肝肾脏器疾病及存在颅底骨折者。

(2)治疗方法与分组

入院后每位患者抢救治疗24h,生命体征相对平稳后,按随机数字表随机分为:①对照组(常规综合治疗)31例,男21例,女10例,年龄11～58岁,平均36.7岁。采用常规吸氧止血脱水降颅内压、激素、脑功能活化剂(纳洛酮等)、钙离子通道抑制剂,预防应激性溃疡和控制感染等综合治疗。②申捷组(申捷针注射 + 常规综合治疗)31例,男11例,女20例,年龄11～58岁,平均35.2岁。在常规综合治疗的基础上入院24h后,应用申捷针100mg加200mL生理盐水静滴1周,每日一次。从第二周到第三周改为申捷针40mg加入200mL生理盐水静滴,每日一次。总疗程为四周。③静脉滴注高氧液组(静脉滴注高氧液 + 常规综合治疗)31例,男18例,女13例,年龄13～56岁,平均38.4岁,在常规治疗的基础上入院24h后应用静脉滴注高氧液,采用西安高氧医疗设备有限公司生产的GY－1型高氧医用液体治疗仪,对静脉输液(如葡萄糖液,生理盐水等)进行溶氧活化处理,操作过程按照仪器说明。在氧流量为3L/min时,500mL液体溶氧时间为20min,250mL为10min,即得高氧液。每位患者静脉滴注高氧液每天为1000～1500mL,10天为一疗程,一般输注2～3个疗程。④联合治疗组(申捷针注射 + 静脉滴注高氧液 + 常规综合治疗)31例,男16例,女15例,年龄12～57岁,平均37.6岁,在常规治疗的基础上应用申捷及静脉滴注高氧液联合治疗。四组病例在性别、年龄、致伤原因、损伤部位及治疗前GCS评估等无明显差异($P < 0.05$)。

(3)临床观察指标

神经功能恢复大致划分为四个阶段,第一个阶段:如有瞳孔散大或对光反射迟钝,出现瞳孔缩小、对光反射;第二个阶段:出现吞咽动作,咳嗽反射,痛觉反应;第三个阶段:出现瞬目、摆头等动作;第四个阶段:大脑皮质功能如听觉反应、四肢协调动作、语言功能和视力恢复[3]。

从治疗开始至治疗结束,每天查房进行神经功能恢复阶段的情况评估及记录,每周进行一次GCS评估,所有患者伤后随访半年,用GOS评定预后,并特别说明:评分得出分值,其中≥4分者为预后良好,≤3分者为预后不良。

2.结果

四组DAI患者伤后不同时间GCS与治疗后半年随诊时GOS结果比较评定,见表1、表2。

表1 各组患者伤后不同时间 GCS 评分比较(分:$\bar{x} \pm s$)

组别	例数	1 天	7 天	14 天	21 天
对照组	31	6.54 ± 0.86	7.57 ± 0.58	8.91 ± 1.21	9.61 ± 0.89
申捷组	31	6.44 ± 1.01	7.55 ± 0.99	9.89 ± 0.81	11.05 ± 0.96 ▲△
静脉注射 高氧液组	31	6.63 ± 0.81	8.01 ± 0.92	10.10 ± 0.99	11.24 ± 1.11 ▲△
联合治疗组	31	6.70 ± 1.18	8.30 ± 0.89	12.31 ± 1.15	13.50 ± 1.14 *#

注:与其他三组相应值相比 $*P < 0.01$,与对照组相应值比 $\triangle P < 0.05$;与伤后 1 天和 7 天相应值相比 $\blacktriangle P < 0.05$,$\#P < 0.01$。

表2 各组患者6个月后随诊比较

组别	例数	GOS 评分	
		良好	不良
对照组	31	15(48.3%)	16(51.7%)
申捷组	31	19(61.3%)	12(38.7%)
静脉注射 高氧液组	31	18(58.1%)	13(41.9%)
联合组	31	24(77.4%) △	7(22.6%) △

注:与对照组相应值相比 $\triangle P < 0.05$。

3.讨论

(1)弥漫性轴索损伤患者目前无有效手术治疗措施和方法,目前国内外仍以药物保守治疗为主,临床上一直在寻找和探索具有针对性的治疗 DAI 的有效药物和措施,各地在具体治疗时所用药物常根据医生经验及所在单位药物的品种来进行选择,存在着很大的差异性。本项目临床研究就是为寻找具有针对性治疗 DAI 的有效药物。本项目在临床研究中发现申捷联合静脉滴注高氧液能明显提高 DAI 患者的 GCS 评分,促进 DAI 患者神经系统功能状态的恢复。半年后发现申捷联合静脉滴注高氧液治疗的 DAI 患者,其预后良好率明显高于其他 3 组。

(2)申捷是目前治疗神经损伤应用最广泛、疗效比较好的药物之一,申捷是从猪脑中提取制得的对神经细胞功能损伤具有作用的物质,对神经组织有较大的亲和性,能透过血脑屏障,与神经细胞膜结合,促进神经修复,能促进轴突生长和轴突形成,提高神经细胞的存活率,改善神经传导速度,促进脑电活动恢复,从而减轻脑水肿,维持细胞内外离子平衡,防止细胞内钙离子积聚。申捷的作用机理是促进"神经重构"(包括神经细胞的生存、轴突生长和突触生长)。其对损伤后继发性神经退化有保护作用,对脑血流动力学参数以及因损伤后导致脑水肿有积极的作用,它可通过改善细胞膜酶的活性减轻脑细胞水肿。DAI 是大脑皮层与白质由于剪切力的作用,出现了轴索中断、肿胀为特征的神经损伤。目前大部分药物治疗本病效果不佳,缺乏针对性。我们科室选择申捷就是探索药物治疗弥漫性轴索损伤的真正疗效,通过本临床研究发现申捷联合静脉滴注高氧液能有效改善病人的 GCS 评分,申捷组与高氧液组均高于对照组,联合组更优于上述各组。因此申捷联合静脉滴注高氧液能促使轴索开始修复和再生,形成新的神经纤维和突触联系,国内学者江基尧[4]认为:目前科学证实人们已经发现外源性给予单唾液酸四己糖神经节苷脂钠能促进神经轴索生长,激活神经营养因子,抑制兴奋性毒性产物对神经元的损害,促进受损神经元的结构和功能恢复等,表明单唾液酸四己糖神经节苷脂钠对中枢神经系统损伤有明显的治疗保护作用。本研究临床疗效均证明了本结论的正确性。

(3)静脉滴注高氧液治疗 DAI 的主要作用是纠正受伤后脑组织缺血缺氧的状态,预防脑组织损伤后缺氧的二次损害。近年来,颅脑损伤后脑组织的二次损伤[5]被广泛关注,被称为外伤性、血流动力学性、血管麻痹性缺血灶,即脑缺血和脑梗死一类的继发性损害。创伤性脑损伤死亡患者中 90% 都有脑组织的缺血、缺氧性改变,这是继发性损害的主要机制之一。脑损伤后脑血流改变可直接影响患者预后,预后较好的患者脑血流往往逐渐恢复正常,而预后差者脑血流保持在较低的状态。因此,在治疗中纠正脑缺血、缺氧成为影响预后的关键。高压氧的作用被大家公认,可迅速提高患者的血氧饱和度和组织氧分压。高压氧对严重的脑损伤早期患者,总存在着明显禁忌:大部分患者因需要严密观察,而不能早期送入高压氧舱。高氧液却没有明显禁忌,患者一来医院即可早期使用,本临床研究中两组患者入院 24h 待生命体征平稳后即开始给予高氧液治疗,迅速提高了患者的血氧饱和度、脑组织氧分压,改善脑缺氧及减少由此产生的脑的二次损伤。医用高氧液制备方便、安全,且高氧液中含较高浓度的活性氧(O_3),可提高红细胞变形能力,降低血小板凝聚,降低血黏度,增加脑血流量,减轻脑缺血程度;同时这对成纤维细胞的增殖和胶原纤维形成有良好的促进作用,加速了毛细血管再生,促进侧支循环的建立,促进意识状态和肢体功能恢复。可使部分受损后处于可逆状态的神经细胞恢复功能,加快脑功能恢复,促进意识状态和肢体功能的恢复,因此伤后 DAI 病人在综合治疗的基础上,只要生命体征平稳,要及早应用高氧液治疗。本课题研究发现高氧液治疗可明显提高 DAI 患者 GCS 评分,尤其是与申捷联合使用效果更佳,能明显缩短神经功能恢复"阶段"的时间,使促醒"提速"。

本临床研究资料证实,早期应用申捷联合高氧液治疗 DAI,可显著提高临床疗效,提高 GCS 评分,对意识障碍的恢复有明显促进作用,治疗 21 天后与对照组相比有显著性差异,6 个月后随访效果更佳,证实申捷联合高氧液治疗 DAI 可提高疗效,能明显缩短神经功能恢复"阶段"的时间,使促醒"提速",改善患者预后。笔者认为,申捷治疗 DAI 疗效肯定,效果良好,值得推广使用。

参考文献

[1]杨树源,只达石.神经外科学[M].北京:人民卫生出版社,2008:874.

[2]只达石,刘暌.颅脑创伤外科学[M].北京:人民卫生出版社,2009:149.

[3]马廉亭.实用神经外科手册[M].北京:人民军医出版社,1996:186.

[4]江基尧,朱诚,罗其中.现代颅脑损伤学[M].2 版.上海:第二军医大学出版社,2004:510.

[5]杨瑞疆,娄晓辉,王朝晖,等.高氧液超早期治疗重型颅脑损伤疗效分析[J].中华医学杂志,2004,5(10):836.

幕上幕下开颅手术治疗骑跨横窦型硬膜外血肿36例

王平振　刑伟　刘卫华等

【摘要】目的:探讨骑跨横窦型硬膜外血肿幕上幕下开颅手术治疗效果。方法:我科自 1997 年 4 月至 2007 年 4 月应用幕上幕下开颅手术治疗骑跨横窦型硬膜外血肿 36 例病人,并对临床资料进行回顾性分析。结果:本组 36 例,痊愈 36 例,其中 2 例于手术后 4 天出现横窦血栓,使用尿激酶静脉溶栓治疗 5 天后症状消失。结论:幕上幕下开颅手术治疗骑跨横窦型硬膜外血肿方法可靠,优点明显。

【关键词】骑跨型;横窦;幕上幕下开颅术;硬脑膜外血肿

颅后窝血肿较少见,约占颅内血肿的 2.6% ～6.3%,病死率达 15.6% ～24.1%[1],其发病原因多为枕部减速损伤,枕骨骨折致板障出血或(和)人字缝分离出血,静脉窦损伤渗血,硬脑膜表面细小血管撕裂出血,可以是单一因素,也可多种因素共存[2]。血肿往往位于骨折侧,偶尔亦可超过中线累及双侧,少数可向幕上发展,形成特殊的骑跨横窦型的硬膜外血肿[3],我科从 1997 年 4 月至 2007 年 4 月共收治颅后窝血肿 167 例。其中骑跨横窦型硬膜外血肿 36 例,我科采用幕上幕下联合开颅手术进行治疗,疗效显著,现报告如下。

1. 资料与方法

(1)一般资料

本组 36 例,其中男 29 例,女 7 例,年龄 13～68 岁,平均 45.2 岁,其中车祸伤 21 例,坠落伤 12 例,打击伤 2 例,其他伤一例。受力部位均为后枕部,有短暂昏迷者 28 例,伤后多表现逐渐加重的头痛呕吐,受伤至手术时间长 12h 至 6 天,其中小于 3 天者 11 例,3～6 天者 25 例。

(2)临床表现

头痛呕吐伴意识进行性恶化、精神差者 28 例,浅昏迷 3 例,嗜睡 3 例,眼球震颤 2 例,其中 2 例于伤后 7 天后,即术后 4 天后,颅内压进行性加重,应用脱水药物不能彻底缓解。复查 CT 术后横窦部分再无出血及血肿形成。做 MRV 检查确诊为术后横窦血栓形成,后用尿激酶静脉溶栓治疗,均在溶栓治疗 5 天后,症状消失,复查 MRV,横窦区血栓消失,横窦再通。

(3)影像学检查结果

本组 36 例中 28 例头颅汤氏位片显示枕骨骨折,36 例均进行头颅 CT 检查,均显示有骑跨横窦型硬膜外梭形高密度影。血肿量约 10～45mL,伴有额叶底部脑挫裂伤 2 例,双侧额部脑挫裂伤 1 例。

（4）血肿量的变化及分布

血肿量约 10～45mL，本组 36 例中幕上多于幕下 26 例，幕下等于幕下 6 例，幕上少于幕下 4 例。10～30mL 者 24 例，12～72h 出现者 8 例，72h 以上出现者 16 例。病人多表现为头痛，无意识障碍。30～45mL 者 12 例，均在 72h 复查 CT 显示血肿量增大，同侧脑室枕角轻度受压变形，病人多表现为逐渐加重的头痛恶心、精神差、嗜睡等。

（5）手术方法

36 例均采用口插全麻下幕上幕下开颅术，以骑跨横窦血肿为中心，设计长 8～10cm"?"型中线切口。切开皮肤及骨膜膜后钝性分离暴露血肿侧后颅窝幕上颅骨幕下枕鳞部，在横窦上方 1cm，中线旁 1cm 设计幕上入颅骨瓣，钻孔及线锯锯开骨瓣。清除骨瓣下血肿。并探查出血来源，幕下枕鳞部钻孔，咬骨钳扩大骨窗，骨窗大小约 3cm×2cm，横窦外颅骨板似"骨桥状"保留，一遍悬吊硬膜。

幕上幕下血肿清除术后，因手术视野大，能探查横窦上下有无渗血及损伤。有渗血损伤，使用吸收性明胶海绵压迫，或细线修补缝合，悬吊幕上幕下硬脑膜，因硬脑膜未切开，后颅窝枕部肌肉发达，幕下骨窗小，未发现枕部膨隆并发症。

2. 结果

本组骑跨横窦型硬膜外血肿 36 例，均采用幕上幕下联合开颅手术治疗，全部病例痊愈出院，效果显著。未出现颅内感染及再出血、枕部膨隆等并发症。

3. 讨论

（1）本组病例特点。①骑跨横窦型硬膜外血肿大部分以外伤后 3 天出现，表现为亚急性颅内血肿（占 69.4%），其次表现为急性颅内血肿（30.6%）。②血肿位于枕部受力骨折部位，多伴有枕部皮肤挫伤及耳后乳突部迟发性青紫（Battle 氏征），对冲性脑损伤少见。③临床多表现为头痛呕吐并逐渐加重，早期意识障碍少见，伤后 72h 后注意观察病人意识情况，尤其头痛逐渐加重者，即时复查头颅 CT。④术中发现出血多来源于骨折板障出血，其次横窦挫伤渗血及脑膜小动脉撕裂出血。⑤本组病人由于无意识障碍，早期容易漏诊及轻视。一旦延误，可引起病人死亡。

（2）骑跨横窦型硬膜外血肿幕上幕下均有的原因如下：①颅后窝容量少，为脑脊液经第四脑室流入蛛网膜下腔的孔道所在，并有重要生命中枢延髓位于其中，较易引起脑脊液循环受阻，颅内压急剧增高，小脑扁桃体疝及中枢性呼吸循环衰竭，而致病人死亡，血肿清除后能迅速改善。②骑跨横窦血肿压迫横窦引起静脉回流受阻，可导致进行性颅内压增高。因此对血肿早期诊断并尽早行开颅手术非常重要。该术是幕上幕下联合手术，最大限度清除幕上幕下血肿及脑积水解除。横窦受压，降低颅内压，阻止枕骨大孔疝的发生是治疗本病的关键。且幕上骨瓣复位，恢复原有的解剖结构。幕下后颅窝骨窗小，枕肌发达，硬脑膜未切开，术后无枕部膨隆及脑脊液漏的发生。③幕上幕下联合开颅,手术视野大,横窦损伤能探查清楚,悬吊硬膜及修补静脉窦的原发伤更方便容易。

(3)骑跨横窦型硬膜外血肿于术后出现无法解释的良性颅内压增高症状。本组 36 例中有 2 例病人于术后 4 天(伤后 7 天)出现无法解释的外伤性良性颅内压增高症状[3],复查 CT 未发现术后横窦区再出血及血肿形成,有报道[4]称从骑跨横窦硬膜外血肿并脑静脉窦血栓形成的诊治受到启发,考虑是否因骑跨横窦型硬膜外血肿开颅术后脑回流静脉横窦内血栓形成,引起静脉窦回流受阻,而致急性进行性颅内压增高症。出现症状后以常规做 MRV 检查证实:因静脉窦内皮损伤或悬吊硬膜压迫横窦或术后止血药应用等因素导致横窦血栓形成,证实后使用尿激酶治疗。将 20 万单位尿激酶溶入 100mL 生理盐水进行静脉溶栓,连续使用 5～7 天,症状于溶栓后 5 天消失,复查 MRV,横窦血栓处再通,未出现全身出血并发症。该体征及症状长期以来被临床医师所忽视,一般多误以为外伤性良性颅内压增高症,使这类病人未能得到正确的诊断和治疗。对此类病人做 MRV 检查及溶栓治疗,目前来说不失为一个好的诊断及治疗措施。

总之,笔者认为,幕上幕下联合开颅手术治疗骑跨横窦型硬膜外血肿疗效显著,优点明显。

参考文献

[1]王忠诚.神经外科学[M].武汉:湖北科学技术出版社,1998:342.

[2]李香迎,张成刚,张英,等.跨窦汇骨瓣开颅治疗窦汇区急性硬膜外血肿 16 例[J].中国临床神经外科杂志,2006,11(2):105.

[3]王忠诚.王忠诚神经外科学[M].武汉:湖北科学技术出版社,2005:447－448.

[4]王文浩,林俊明,康德,等.跨横窦硬膜外血肿并脑静脉窦血栓形成的诊治[J].中国临床神经外科杂志,2006,11(6):327－328.

患者王某,左侧颞部、枕部外伤后两部位急性硬膜外血肿,如图 1、图 2 分别为该患者术前、术后的 CT 片。

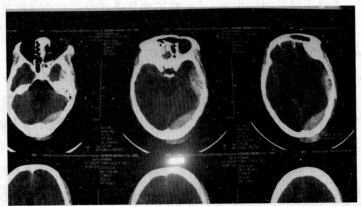

图 1　王某术前 CT 片,通过一天的手术时间,完成了两个部位的硬膜外血肿清除术

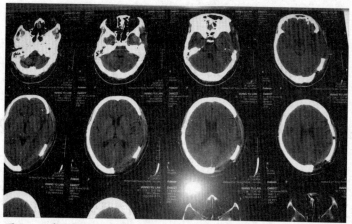

图2　王某左侧颞部、枕部外伤后两部位急性硬膜外血肿,术后 CT 片

图 3 为王某术后拆线时的照片,图 4 为其出院时的照片。

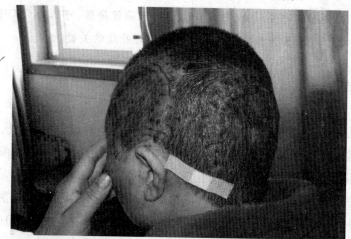

图3　术后拆线时的病人照片,两个骨窗的手术部位

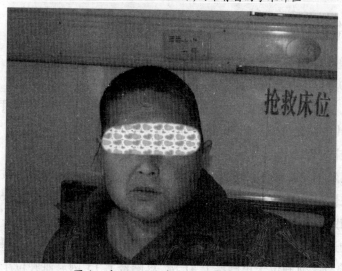

图4　病人正面坐在床上出院前的照片

脑出血方面的学术论文

微创穿刺冲洗引流治疗慢性硬脑膜下血肿69例

王平振　刑伟　刘卫华等

【摘要】目的:观察探讨微创穿刺冲洗引流治疗慢性硬脑膜下血肿(CSDH)的疗效。方法:本组69例CSDH均经头颅CT和MRI检查确诊,采用YL-1型一次性使用颅内血肿粉碎穿刺针进行血肿微创穿刺,冲洗引流,血肿量约60~200mL,引流时间3~5天。结果:69例穿刺经一次性冲洗引流后治愈,无术后并发症。结论:CSDH行微创穿刺冲洗引流,创伤小,效果好,简便廉验,可作为CSDH的有效治疗首选方法之一。掌握手术操作技术是取得良好疗效的关键。

【关键词】慢性硬脑膜下血肿;微创穿刺冲洗引流术

慢性硬脑膜下血肿(CSDH)是颅脑创伤后3周以上开始出现的症状,位于硬脑膜与蛛网膜之间,具有包膜血肿,多发于老年人及幼儿。CSDH约占颅内血肿的1/10,占硬膜下血肿的1/4,其中双侧血肿发生率高达14%[1],传统的治疗方法是在全麻下进行开颅血肿清除术及包膜切开术,近年来有了微创颅内血肿清除术的发明与应用,在治疗上取得了可喜的进步。我科从1998年5月至2007年5月间收治CSDH病人69例,采用微创清除术,疗效非常好,现报告如下。

1. 资料与方法

(1)一般资料

本组69例,其中男49例,女20例,年龄51~84岁,平均67.5岁,大部分在50岁以上。58例有明显外伤史,大多数伤后3个月内发病,最长为1.6年,11例无明显外伤史,其中血肿位于左侧36例,右侧33例,双侧13例。

(2)临床表现

头痛头晕31例,恶心呕吐23例,偏身感觉障碍19例,偏侧肌力减退或轻偏瘫者39例,记忆力减退39例,精神障碍9例,语言障碍12例,癫痫发作6例。

(3)辅助检查

术前均进行头颅CT检查69例,做MRI检查36例。血肿位于双侧13例,均做头颅MRI检查。血肿位于单侧幕上41例,双侧幕上13例。血肿位于单侧额颞顶部40例,双侧额顶部13例,局限于单侧顶枕部者10例,血肿量60~200mL。

（4）手术操作方法

我科应用 YL-1 型一次性颅内血肿粉碎穿刺针，依据 CT 扫面基线确定血肿量最大层面，血肿中心与颅表面最近点，尽量避开脑的功能区和大血管部位，以避免穿刺抽吸时误伤重要功能区及脑血管特殊部位，我们在穿刺前复查 CT 时，头皮贴橡皮条标记物，根据标记物与血肿中心的关系，准确定位，确定头皮穿刺点和进针深度，69 例患者均在无菌手术室内进行血肿穿刺冲洗抽吸，用手枪式电钻带动 2.5cm YL-1 型一次性颅内血肿粉碎穿刺针钻通颅骨、硬脑膜进入血肿腔，穿刺前均在穿刺针上放入限位器，控制进针深度，一般为 1~1.5cm，进入血肿腔后，退出针心，旋紧盖帽，进行抽吸，抽出咖啡色陈旧性黑色血及积液，证实进入血肿腔后，更换成冲洗针心，注入生理盐水，进行等量交换冲洗，冲洗过程中尽量不注入空气，至冲洗液清亮无黑血为止。随后进行密闭持续引流。术后第 2 天复查头颅 CT，如仍有血肿，则用尿激酶溶液（生理盐水 3mL + 尿激酶 1 万 U + 玻璃质酸酶 4000U）注入血肿残腔，关闭引流管 4h 后，开放后引流至血肿消失，拔管停止引流。双侧血肿先穿刺血肿量多的一侧，位于功能区与非功能区血肿，先穿刺非功能区血肿。本组 69 例 CSDH 患者引流 3~5 天血肿消失。

（5）手术操作中注意事项

①穿刺点选择要正确，进针深度用限位器限制进针深度在 1~1.5cm。②穿刺抽吸冲洗引流时，因缓慢等量交换冲洗，注入生理盐水时避免注入空气。③术后严密观察生命体征变化及引流瓶中有无新鲜出血。④术后不用脱水剂，应用低渗林格氏液 3~5 天，以促使脑膨胀及复位。

2. 结果

69 例 CSDH 患者中 61 例于穿刺抽吸经过引流后 3 天内血肿消失，拔管停止引流，7 天伤口愈合，8 例引流 3 天后仍有血肿残留，加用尿激酶和玻璃质酸酶冲洗后引流 5 天内血肿消失，本组 69 例患者均病愈出院，并无并发症发生。得到随访者 56 例，随访时间为 0.5~8 年，血肿均无复发，精神系统功能正常。

3. 讨论

（1）CSDH 的发病机制及手术适应证：慢性硬脑膜下血肿的出血来源及形成机制尚未完全明了。一般认为老年人头部外伤后，出血多由脑皮层小血管或矢状窦旁桥静脉损伤所引起，出血渗血积聚于硬脑膜和蛛网膜之间，3 周后血肿形成包膜。目前学者多倾向于 Putaman 和 Cushing 提出的血肿外膜缓慢持续出血致血肿扩大和发病的理论[2]，即血肿包膜与硬脑膜粘连部分为外膜，含有丰富的窦状毛细血管，血管内皮细胞过度产生和分泌血纤溶酶原激活因子。激活嗜酸细胞释放的纤溶酶原，转化为纤溶酶而溶解纤维蛋白，纤维蛋白溶解导致血管壁削弱而易于出血，从而使血肿腔不断有新鲜血液，这使得红细胞增多的同时嗜酸细胞也不断增多,进一步造成局部高纤溶状态,如此形成恶性循环,纤溶酶可抑制血管内血小板血栓形成,延迟壁层新生血管出血的自愈,由于出血缓慢而持续地发生、发展过程,可导致血肿逐渐增大。血肿增大超过颅腔代偿能力,出现颅内压增高和脑损害症状,并经头颅 CT、MRI 等检查确诊。经确诊慢性硬膜下血肿的体积往往较大,且出现明显症状,并迅速恶化,甚至严重者可引起死亡。该病的手术适应证为:CT、MRI 确诊的 CSDH,且伴有颅高压及脑损害症状者,排除老年人明显的心肺严重器质性病变,均可尽早采用微创穿刺冲洗引流术。

(2)微创穿刺冲洗引流优点:微创穿刺冲洗引流手术本质上就是经皮颅骨穿刺,操作简便,损害轻微,痛苦很小,旨在通过"冲洗"而不是"引流",不但改变血肿量大,引起神经功能区受压脑移位和颅内压增高问题,更重要的是,改变血肿的内容物即"质"的问题[3]。CSDH 的形成机理有一方面认为:血肿腔内的渗透压增高,微创穿刺引流术后,有效排空了血肿液,降低了血肿腔内渗透压,促使血肿腔闭合。

(3)微创穿刺冲洗引流手术治疗 CSDH 的特点是"简便廉价",值得在基层医院推广应用。近年来随着微创外科技术的应用及发展,我科近 10 年来采用 YL－1 型一次性使用颅内血肿粉碎穿刺针行 CSDH 微创穿刺冲洗引流 69 例,疗效显著,该方法简便易行,效果良好,术前准备及手术时间短,仅需局麻,简化了手术。与传统的全麻下开颅血肿壁切除术和开颅血肿清除术相比,此方法简便廉价,手术时间短,创伤小,恢复快,无并发症,而且医疗费用低,病人和家属易于接受,适用于基层医院推广使用。

总之,慢性硬膜下血肿一经发现应尽早手术,以获得良好的预后,笔者认为,微创穿刺冲洗引流术在当前微创外科技术发展的情况下,在治疗慢性硬膜下血肿时,应作为优先考虑的手术方法之一。

参考文献

[1]王忠诚. 王忠诚神经外科学[M]. 武汉:湖北科学技术出版社,2005:442－443.

[2]江基尧,朱诚,罗其中. 现代颅脑损伤学[M].2 版.上海:第二军医大学出版社,2004;123－124.

[3]佘晓春,陈勇军,陈爱明,等. 钻颅单纯冲洗术治疗慢性硬膜下血肿[M].中国现代神经疾病杂志,2004,4:397.

超早期小骨窗开颅显微手术治疗高血压脑出血60例

王平振　刑伟　杨光等

【摘要】目的:探讨超早期小骨窗显微手术治疗高血压脑出血的效果。方法:对60例符合纳入标准的高血压脑出血患者在发病7h内采用小骨窗开颅显微手术清除血肿。结果:临床治疗60例,分别在术后3天、5天复查CT,血肿清除率均在90%以上,无一例再出血,术后3个月日常生活能力(ADL)分级,Ⅰ级12例、Ⅱ级28例、Ⅲ级10例、Ⅳ级4例、Ⅴ级1例、死亡5例。结论:超早期小骨窗显微手术是目前治疗高血压脑出血较理想且疗效可靠的手术方法。

【关键词】超早期;小骨窗;显微外科;高血压脑出血

我院自1997年5月至2007年12月采用超早期小骨窗开颅显微外科手术治疗高血压脑出血60例,取得满意效果,现总结报告如下。

1. 资料与方法

(1)一般资料

共60例,其中男38例,女22例,年龄35～75岁,平均60.2岁,所有患者均有高血压病史,发病后到就诊时间最短者1.5h,最长者5.8h,均在7h内获得手术,清除血肿及减压。

(2)症状体征及临床表现

入院时收缩压≥200mmHg 26例,160～200mmHg 30例,140～160mmHg 4例,舒张压为95～130mmHg;意识状况五级分类:Ⅰ级9例,Ⅱ级11例,Ⅲ级26例,Ⅳ级8例,Ⅴ级6例;GCS评分≥3分15例,9～12分35例,4～8分10例;一侧瞳孔散大者15例,单侧巴氏征阳性者34例,双侧巴氏征6例,癫痫发作5例。

(3)出血部位和出血量

所有患者发病后均行头颅CT检查,明确为基底节区血肿或皮层下血肿,其中基底节外侧型17例,内侧型20例,混合型8例;皮层下出血15例。血肿量按多田公式计算:30～50mL 21例,50～60mL 13例,60～70mL 16例。

(4)纳入本术式治疗标准

年龄35～75岁,发病7h内且CT证实为自发性脑出血者,有高血压史。基底节及皮层下出血量大于30mL且小于70mL以下者,虽然血肿量少于30mL,但血肿直径大于3cm,且伴有中线移位超过1cm并伴有意识进行性恶化者。均纳入本术式治疗标准范围。

(5)排除手术治疗标准

GCS评分为3分者,双侧瞳孔散大深昏迷者,凝血功能差者,心、肾、肺严重功能不全者及糖尿病患者,均不纳入本术式范围。

（6）手术方法

气管插管下全麻,头偏向健侧,颞侧马蹄形切口,颅骨钻孔后用铣刀形成骨窗,根据病情不同,骨窗面积大小均在 3cm×3cm 至 4cm×4cm 范围内,大小不等,选择功能"哑区"及距血肿最近处皮层,先行穿刺抽出部分血肿减压后,剪开硬脑膜,调整好显微镜、切开脑皮层约 1.5cm,沿穿刺通道用脑压板分开脑组织至血肿腔,用低压吸引管吸引清除血肿,勿损伤"血肿壁",尽可能完全清除血肿。其中 22 例于清除血肿后见活动性出血,在显微镜下用双级电凝止血,尤其深部及靠近丘脑部位活动性出血,最好不过多使用双级止血,防止热损伤,止血完成后,将血压回升到基础血压,再次检查无再出血后,血肿腔放置引流管,严密缝合硬脑膜后关颅。术后严格控制血压为(150~160)mmHg/(80~100)mmHg,常规使用硝普钠针静滴。

2. 结果

60 例患者分别于术后 3d 及术后 5d 复查头颅 CT,血肿清除率均达到 90% 以上。拔出血肿腔引流管,术后无再出血,60 例中其中术后 3 天死亡 5 例(1 例死于术后急性肾衰、3 例死于脑疝未缓解、1 例死于多器官功能衰竭)。病死率 5/60×100% = 8.3%,1 周内 GCS 评分平均升高 4 分,术后 1 天清醒者 17 例,术后 3 天清醒者 31 例,术后 7 天清醒者 8 例,术后 2 周清醒者 4 例,术后三月随访,术后恢复以 ADL[1] 分级判断:Ⅰ级 12 例,Ⅱ级 28 例,Ⅲ级 10 例,Ⅳ级 4 例,Ⅴ级 1 例。

3. 讨论

（1）对高血压脑出血外科治疗手术时机,目前多数学者主张超早期即 7h 内实行手术治疗为佳[2-3],因为高血压脑出血机理是由粟粒状微动脉瘤破裂所致,也可能是高血压引起脑小动脉痉挛,导致其远端脑组织缺氧、坏死、点状出血和脑水肿,继而大片出血。多发于基底节区或皮层下,血肿可扩展致内囊外侧部位,根据高血压脑出血的病理生理特点及文献报道[4],高血压脑出血 20~30min 后大多已停止出血,6~7h 血肿周围脑组织开始出现水肿变性,此时解除血肿压迫可避免脑组织继发性损害。血肿清除越早,继发性损害就越小,功能恢复也会越好。手术时机应在出血后 6~12h 最好。手术目的主要在于清除血肿,降低颅内压,预防脑移位及脑疝的发生,使受压的神经元有恢复的可能,防止和减少出血后一系列继发病理变化,打破危及生命的恶性循环。在血肿周围脑实质发生水肿之前清除血肿,可减轻血肿压迫及脑水肿所致的严重损害。因此,我们认为,超早期(7h 内)手术可减轻血肿对正常脑组织的压迫以及血肿分解产物的毒性作用。此时,出血已停止,血肿周围组织变性坏死,液化不明显,脑水肿范围局限。疗效较好,本组病人疗效显著,与国内多数学者报告观点一致。综上所述,高血压脑出血手术治疗时机以超早期 7h 内为最佳。

（2）小骨窗开颅显微手术的优点明显,概括如下:①创伤小,骨窗 3.0~4.0cm,脑皮层切口仅需 1.0~1.5cm,且在显微镜下操作,视野清晰,照明良好,减少了误吸脑组织及手术中的副损伤,并能够准确地区分肿与脑组织的边界。②手术时间短,本组手术从开颅到清除血肿得到减压最短者30min,最长者1h,且血肿清除率达90%以上,从而及时有效地降低了颅内压,使脑微循环改善,打断了其恶性循环。③止血确切并彻底可靠,又加上术后常规使用硝普钠静滴降血压药物,有效避免了二次出血的发生。因为清除血肿过程中及清除后,仅需轻轻牵拉脑组织就可在显微镜下确切止血,并能准确找到出血点进行止血,术中尽可能操作轻柔,尤其脑深部出血,是否真有出血点,如有,可以用滴水双极在显微镜放大情况下准确找到出血点进行止血。尽量避免深部使用过多电凝而减少对脑组织的热损伤。由于在显微镜下操作,止血确切可靠,减少了术后再出血对脑组织的二次打击及损伤,降低了手术后再出血的风险,有效地改善了预后。目前我们通过对脑出血手术治疗,认为术中未能准确有效地止血是术后再出血的主要原因之一。而术后有效血压控制是术后再出血预防不容忽视的主要措施之一。应用显微外科技术提高了脑出血止血的准确性,超早期小骨窗创伤小,能够在脑水肿发生之前清除血肿的同时确切止血,使许多过去认为不能手术的病例得以及时手术,有效改善了预后,本组病人预后良好就充分说明了这一点。

(3)超早期小骨窗显微手术治疗高血压脑出血是目前较为理想的外科治疗方法,但该术式有一定局限性,对术前脑疝伴深昏迷者,血肿量大于70mL或中线移位超过1.5cm,不适合本术式。为了抢救这部分病人生命,我们主张从大骨瓣开颅血肿清除及去骨瓣减压术为宜,不刻意强调采用本术式。

总之,笔者认为,在当前神经外科向微创显微化发展趋势下,超早期小骨窗开颅显微手术治疗高血压脑出血是一种较为理想的外科手术治疗方法。该方法微创、快捷、准确、可靠,值得在基层医院推广。

参考文献

[1]王忠诚.神经外科学[M].武汉:湖北科学技术出版社,1998:686－689.

[2]李波,王毅军,杜斌.超早期小骨窗显微手术治疗高血压脑出血[J].中国临床神经外科杂志,2005,10:218－219.

[3]史永涛,王景新.超早期小骨窗开颅治疗高血压脑出血[J].中国临床神经外科杂志 2007,12:426－427.

[4]韦武腾.微创穿刺抽吸治疗高血压脑出血200例体会[J].中国临床神经外科杂志 2004,9:372－373.

(本文获河南省周口市2010年度自然科学优秀学术成果一等奖,证书号:1－2010110)

钻孔软通道引流术治疗大量基底节区脑出血29例

王平振　张洋　于涛等

【摘要】目的:探讨双孔或多孔穿刺软通道引流术治疗大量且不规则基底节区脑出血的疗效。方法:回顾性分析29例高血压基底节区脑出血>50mL患者双孔引流术手术适应证、术前定位、手术方法、术后血肿溶解及拔管适应证。结果:29例有25例患者清醒,术后3个月随访患者日常生活能力Barthel指数评分显著提高。3例死亡,1例呈植物生存状态。结论:双孔或多孔钻孔穿刺软通道引流术治疗大量且不规则基底节区脑出血疗效显著。

【关键词】双孔;软通道引流术;基底节脑出血;尿激酶

钻孔软通道血肿引流技术治疗高血压脑出血已在神经外科应用多年,利用机械的物理穿刺抽吸加上血肿的化学药物溶解原理,使物理和化学方法两者相得益彰[1-2]。2000年3月至2012年3月对高血压脑出血患者(出血量30~50mL)采用单孔钻孔引流术及血肿腔尿激酶灌注术治疗306例,疗效显著。但是对于颅内大血肿(≥50mL)采用单孔钻孔外引流不彻底,需转行开颅术。2010年3月至2012年4月以来对29例大量高血压脑出血(≥50mL)采用双孔或多孔引流术加血肿腔内尿激酶灌注治疗,取得了满意的效果,现报告如下。

1. 资料与方法

(1)一般资料

共治疗高血压脑出血29例,其中男性16例,女性13例,年龄43~70岁,平均47.8岁。29例均有明显高血压病史,并均采用额部及颞顶部双孔或多孔引流术,引流前均采用标记物体表定位法进行体表定位,即头皮贴标记物进行CT平扫,其目的是将CT片数据转换成体表投影,确定穿刺入颅点,要求术者术前均在CT室标记好。

(2)手术适应证

①高血压脑出血血肿量超过50mL,且未形成脑疝者;②不规则伴大量(超过50mL)脑出血虽有脑疝且脑疝早期者;③30~50mL应用单孔钻孔引流术,排除本手术适应证之外。

(3)术前定位

全部病例均定位前剃头,颞顶部术前定位采用标记物体表定位法,确定穿刺入颅点,并将CT片标记血肿边缘最近的皮层作为穿刺点,标出血肿中心到颅骨外板的垂直距离。额部穿刺点选择及确定：自 CT 扫描后耳眦线依次向上测算出 CT 图像最大出血层面的层次，于平行于该平面的头皮上做标记；再在 CT 图像上测算出血肿中心偏离中线的距离，两线相交即为进针点（常在眉弓上 2cm 左右），穿刺时应严格平行于中线进针。

（4）手术方法

本手术引流装置均采用山东威海村松公司生产的密闭式引流管（14 号或 12 号）。手术时机选择：出血 6h 内的有 6 例，6～24h 的有 16 例，大于 24h 的有 7 例。手术方法：术前 CT 标记物体表定位后一般先行颞顶部钻孔引流术，完成颞顶部穿刺后再行额部穿刺引流术。29 例均是从安全角度考虑，先从颞顶部穿刺引流后行额部入颅沿血肿长轴进行穿刺。特别注明：从额部入颅我们的经验是穿刺深度为 8～11cm。额部穿刺点采用山东刘振川氏方法进行，刘振川氏方法关键点强调：血肿穿刺、抽吸、液化引流术三要素，确定穿刺点，穿刺平面（很重要，就像射箭一样，箭在弓的平面），穿刺方向（角度）及深度，我们认为额部入颅难点是穿刺方向和深度不能很好地把握，有一定的误差，手术者有无经验影响最大，最容易造成引流管偏离血肿中心而影响引流效果。穿刺方法：切开头皮，钻孔成功后"十"字形切开硬脑膜，皮层用双极电凝造瘘后按穿刺角度及平面，插入带针芯的 14 号硅胶管，随后拔出针芯，留置硅胶管，如有陈旧性黑色血液流出，可用 5mL 注射器轻轻无阻力抽吸血肿；若抽吸顺畅，表明引流管尖端在血肿腔内，若有坏死脑组织流出则提示引流管尖端在血肿周边靠近脑实质处；若抽吸有阻力，不可强行抽吸，稍调整引流管方向或深度，抽取部分已经液化的血肿，残留血肿黏稠不易抽出，需从留置的每根硅胶管内注入尿激酶（5mL 生理盐水内含 1 万～2 万单位尿激酶），闭管 1～2h 后再放开，上述操作可根据引流情况每天重复 2～4 次。

（5）评估指标

术前对每位患者的日常生活能力按 Barthel 指数评估，术后每天根据 CT 结果了解血肿清除情况调整尿激酶用量及次数，必要时调整管尖深度，一般待血肿清除 90%～95% 即可拔出引流管，术后常规配合静脉溶氧，针灸、理疗、康复等综合治疗手段促进神经功能恢复。术后 3 个月再次进行日常生活能力 Barthel 指数评估。

2. 结果

29 例大于 50mL 大量高血压脑出血患者均采用双孔钻孔软通道引流术及术后尿激酶灌注术，29 例患者 5 天内 90% 血肿被清除，7 天内拔管。拔管的指征：复查 CT 颅内残余血肿量≤5～6mL。29 例有 3 例因肾功能衰竭及应激性溃疡肺部感染而死亡。1 例呈植物生存状态。25 例患者清醒，术后常规配合静脉溶氧，针灸、理疗、康复等综合治疗手段促进神经功能恢复，术后 3 个月再次进行日常生活能力 Barthel 指数评估，评分显著提高。

3.讨论

（1）微创化是当今神经外科的发展趋势,钻孔软通道引流手术治疗脑出血创伤小、手术时间短,局麻有时也可完成,对病人内环境干扰小,有利于术后神经功能恢复,特别适合年老体衰或合并有心、肺、肾病史的患者,钻孔引流简便廉价并微创化适合县级医院开展。

（2）对于颅内大血肿或不规则血肿,早期我们采用单孔钻孔穿刺软通道引流,因血肿引流不彻底,使脑水肿越来越严重,往往转行开颅手术。费时费力,家属还不理解,为了更加高效地清除血肿,减轻脑水肿,更多的学者主张双孔或多孔穿刺引流[3],多数学者通过对脑内大血肿的多孔穿刺和单孔引流相比较,发现对于大量且形状不规则的血肿应该考虑双孔或多孔钻孔引流术,有些学者通过双孔与单孔引流比较,证实多孔钻孔引流术明显比单孔引流加快血肿清除效率[4]。

（3）我们的体会是:对于血肿量超过50mL,形态不规则的脑实质出血患者,或者同时合并血肿破入脑室的患者,主张使用双孔或多孔钻孔引流术来治疗,对于血肿量在30～50mL左右的血肿,我们的经验是应用单孔钻孔引流术进行治疗,且效果良好。

（4）双孔或多孔钻孔引流术加血肿腔内尿激酶灌注术治疗大量脑出血的优点是赶在脑水肿高峰来临前快速、高效地清除血肿,减轻血肿的占位效应,提前终止颅高压恶性循环,同时减小了脑水肿的面积,疗效明显优于单孔引流者,术后5天内血肿明显减少,引流管留置时间明显缩短,术后3个月回访患者日常生活能力Barthel指数评分显著提高,术后患者恢复较好。

参考文献

[1]刘振川,赵仕欣,程宗平,等.微创液化引流术治疗丘脑出血[J].中国脑血管病杂志,2005,2(2):81-87.

[2]刘振川,王大明,翟乐乐,等.高血压性壳核出血微创治疗的临床研究[J].中国脑血管病杂志,2004,1(11):500-502.

[3]黄晓明,陈世平,程文,等.多点穿刺持续灌洗治疗重症高血压脑出血的疗效探讨[J].中华医学杂志,2008,88(39):2786-2788.

[4]赵卫忠,朱明霞,高觉,等.多点锥颅治疗高血压性脑出血[J].中国微创外科杂志,2007,7(7):659-660.

（本文获河南省周口市2013年度科技进步二等奖,证书号:2013-J-46-R01/08,并获2014年度河南省周口市第十三届自然科学优秀学术成果三等奖,证书号:20141332）

例1：患者左某，高血压致大面积不规则脑出血，如图1为其2012年3月17日入院时的CT片子。

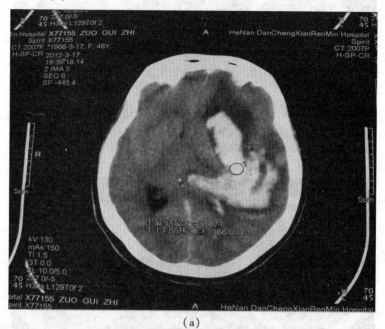

(a)

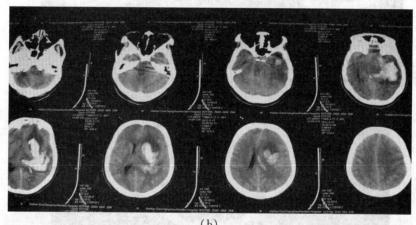

(b)

图1　2012年3月17日左某入院时的CT片

采用双孔或多孔引流术治疗大量高血压脑出血(≥50mL)，如图2所示为左某的术后CT片，图3为术后拔管前的CT片，图4为术后拔管后的CT片，图5为术后拔管后额部手术切口照片，图6为术后拔管后颞部手术切口照片。

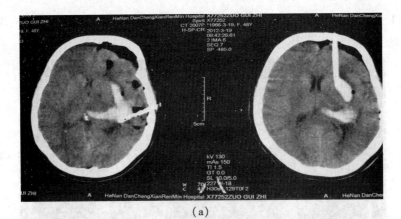

(a)

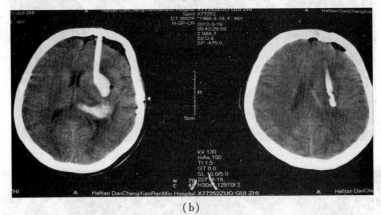

(b)

图2 左某术后的 CT 片

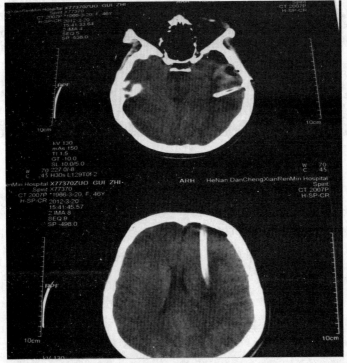

图3 左某术后拔管前 CT 片

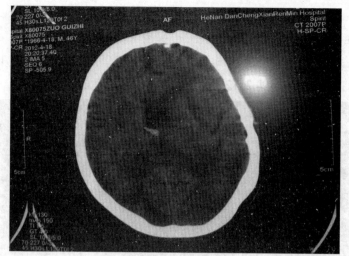

图4 左某术后拔管后 CT 片

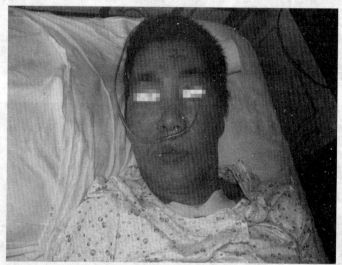

图5 左某术后拔管后额部手术切口照片

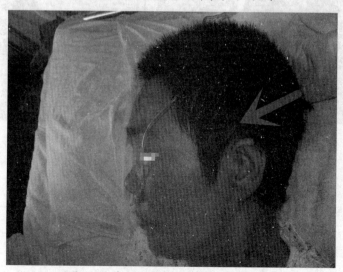

图6 左某术后拔管后颞部手术切口照片

例2：王某因高血压致大面积脑出血，如图7为其2012年3月9日入院时的CT片，图8为其2012年3月13日术后的CT片，图9为其2012年3月14日术后拔管前的CT片，图10为其2012年3月21日术后拔管后的CT片。

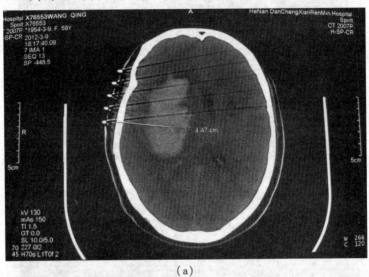

(a)

(b)

图7　2012年3月9日王某入院时的CT片

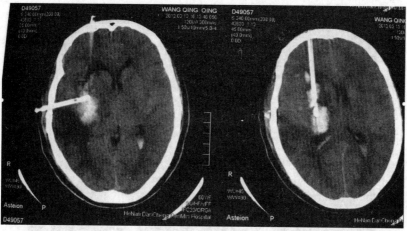

（a）

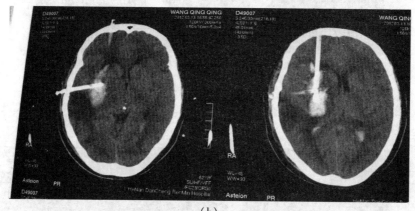

（b）

图8　2012年3月13日王某术后的CT片

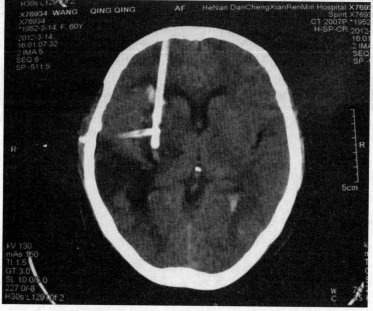

图9　2012年3月14日王某术后拔管前CT片

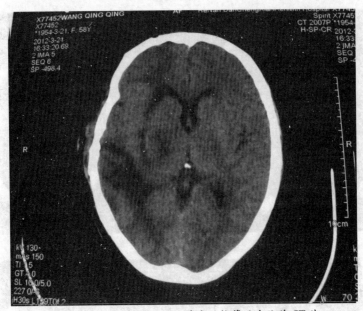

图 10　2012 年 3 月 21 日王某术后拔管后出院前 CT 片

　　如图 11 为王某出院后三个月的照片，图 12 为王某出院后三个月病人及家属感谢主任医师王平振的照片。

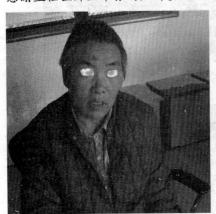

图 11　王某出院后三个月的照片

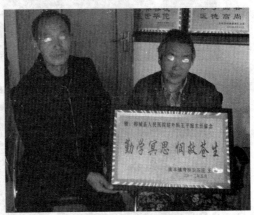

图 12　王某出院后三个月病人及家属感谢主任医师王平振的照片

CT 定位引导下后颅窝钻孔软通道引流术治疗小脑出血

王平振　刑伟　张蕊等

[摘要]目的:探讨 CT 定位引导下后颅窝钻孔软通道引流术治疗小脑出血的临床疗效。方法:CT 定位引导下后颅窝钻孔软通道引流术治疗小脑出血 28 例,伴有急性梗阻性脑积水者先行脑室外引流术,部分患者术后经引流管将尿激酶灌注血肿腔溶解引流残余血肿。结果:钻孔治疗小脑出血 28 例,同期与手术治疗 27 例,两组病人均于术后 3 个月采取格拉斯哥愈后(GOS)评分评价治疗效果,4~5 分为良好,2~3 分重残,1 分为死亡;患者术后 3 个月 GOS 显示:钻孔组 28 例,恢复良好 21 例,占 75%,重残 6 例,占 21.4%,死亡 1 例,占 3.6%。手术组 27 例,恢复良好 15 例,占 55.6%,重残 9 例,占 33.3%,死亡 3 例,占 11.1%。恢复良好率(4~5 分)钻孔组优于手术组,差异有统计学意义。结论:CT 定位引导下后颅窝钻孔软通道引流术治疗小脑出血操作简便,手术安全,血肿清除率高,为治疗小脑出血提供了不可多得的选择及治疗方法。

[关键词]小脑出血;CT 定位引导;后颅窝钻孔引流术

小脑出血是临床常见的血管性疾病,发病率占脑出血的 10%[1],齿状核最好发,蚓部也少有出血,血肿可破入脑白质及四脑室,导致脑干受压或直接侵犯脑干引起意识障碍[2],因后颅窝容积小,代偿力有限,小脑出血量大者可引起急性枕骨大孔疝而死亡,小脑出血死亡率可达 25%~33%[3],本文回顾分析 2013 年 1 月至 2016 年 1 月 CT 定位引导下后颅窝钻孔软通道引流术治疗小脑出血 28 例,于同期枕下后颅窝开颅血肿清除手术治疗小脑出血 27 例相比较疗效显著。

1. 资料与方法

(1)病例纳入标准

头部 CT 诊断明确的小脑出血,排除颅内动脉瘤、血管畸形或瘤卒中引起的小脑出血,小脑出血大于 10mL 纳入此标准(图 1)。

(2)一般资料

2013 年 1 月至 2016 年 1 月我院治疗 679 例脑出血患者,其中小脑出血大于 10mL 的有 55 例,针对大于 10mL 小脑出血的治疗分别采用 CT 定位引导下后颅窝钻孔软通道引流术(钻孔组)和枕下后颅窝开颅血肿清除术(手术组),根据手术适应证随机分组。钻孔组 28 例,其中男 21 例,女 7 例,年龄在 44 岁至 81 岁之间(平均年龄 61.4 岁);手术组 27 例,其中男 19 例,女 8 例,年龄在 45 岁至 77 岁之间

（平均年龄 58.4 岁）。所有患者入院后均行神经系统检查，意识情况均按 GCS 标准进行检查，钻孔组：GCS 9 ~ 15 分 19 例，GCS 3 ~ 8 分 9 例，平均 10.6 分；手术组：GCS 9 ~ 15 分 15 例，GCS 3 ~ 8 分 12 例，平均 10.1 分。

（3）影像学资料

所有患者入院时均进行头颅 CT 检查，以日本多田公式计算小脑实质血肿的体积，钻孔组平均血肿量 18.7mL，手术组平均血肿量 20.4mL，钻孔组 9 例小脑出血破入四脑室伴幕上梗阻性脑积水，手术组 11 例小脑出血破入四脑室伴幕上梗阻性脑积水，合并有梗阻性脑积水的患者，用钻孔或手术治疗小脑血肿前均进行侧脑室钻孔外引流术，两组病在临床特征方面（年龄、GCS、血肿体积）差异无统计学意义。

（4）手术治疗方法

钻孔组的关键在于穿刺点定位准确，穿刺方向和深度准确，避开静脉窦。首先定位穿刺点，术前 CT 平扫定位以标准 OM 线为标准，定位前画好横窦、乙状窦的位置线，然后在 CT 平扫找到血肿最大层面，测量出血肿中心到枕骨外板的垂直距离（图2），在 CT 平扫确定穿刺点后在后颅窝头皮上用甲紫标记穿刺点，计算出颅骨外板到血肿中心的垂直距离即为引流管进入颅内的深度，角度以垂直枕骨为穿刺角度，若置入垂直方向不好把握，可采用刘振川穿刺小脑及四脑室的成功经验[4]，将引流管远端指向对侧眉弓外侧至乳突尖部的区域。头皮标示成功后进入手术室，采用气管内插管全麻，侧卧位，出血小脑位于上方，常规消毒铺巾后以穿刺点为中心直行切口 3cm，切开皮肤、皮下及枕肌，用乳突撑开器撑开切口，在穿刺点钻开颅骨十字形切口硬膜，使用威海村松一次性使用颅脑外引流器中的带芯的、带刻度的 12#或 14#引流管，按 CT 标示的角度和深度向血肿中心穿刺，穿刺成功后有黑血从引流管溢出，随后用 5mL 注射器轻柔地抽吸血肿的液态部分，抽出约占血肿的 1/3 左右（图3），止血彻底后缝合切口、固定引流管。术后 4 ~ 6h 后复查 CT，了解置管的位置及血肿的剩余量，根据血肿残留量应用尿激酶（2 万 ~ 3 万单位2 ~ 3次/天），引流管内注入促进血肿溶解引流，每隔 1 天复查头颅 CT，待血肿液化、引流满意（3mL以下）后再行拔除引流管。手术组：气管插管全麻，常规消毒铺巾，对梗阻性脑积水的患者先行脑室外引流术，体位采取侧卧位，枕下旁正中入路开颅骨窗直径约 3cm，切开硬膜后在显微镜下切开小脑皮层进入血肿腔，镜下仔细清除血肿并仔细止血，若血肿破入四脑室再经血肿腔打开四脑室轻柔吸出脑室内血肿，直到导水管口流出脑脊液顺畅为止。血肿腔置 12#引流管一根，严密缝合硬脑膜，必要时人工硬脑膜修补分层缝合枕肌和头皮，术后24h 复查 CT，若血肿清除满意，术后48h 拔除引流管（图4），两组病人均于术后 3 个月采取 GOS 评分评价治疗效果。

（5）统计学分析

应用 SPSS 16 软件进行统计学处理，计量数据以 $x \pm s$ 表示，组间比较采用 t 检验；相关性分析采用 person 相关分析。以 $P < 0.05$ 为差异有统计学意义。

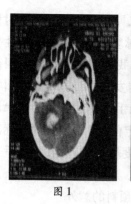 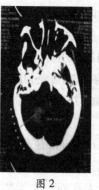 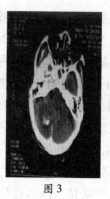 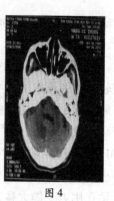

图1　　　　　　图2　　　　　　图3　　　　　　图4

2. 结果

两组病人出院后 3 个月进行随访,两组病人均于术后 3 个月采取 GOS 评分评价治疗效果,4～5 分为良好,2～3 分重残,1 分为死亡。

患者术后 3 个月 GOS 显示:钻孔组恢复良好 21 例,占 75%,重残 6 例,占 21.4%,死亡1例,占 3.6%。手术组 27 例,恢复良好 15 例,占 55.6%,重残 9 例,占 33.3%,死亡 3 例,占 11.1%。恢复良好率(4～5 分)钻孔组优于手术组,差异有统计学意义。两组手术时间钻孔组手术时间平均为 59.4min,手术组 187.5min,钻孔组有 9 例行脑室外引流术,手术组有 11 例行脑室外引流术,差异具有统计学意义。住院时间:钻孔组平均住院时间为 13.4 天,手术组平均住院时间为 20.7 天,差异具有统计学意义。血肿清除程度钻孔组平均为 96.7%,手术组97.8%,差异无统计学意义。术后出现并发症的情况:钻孔组有 1 例再出血死亡,手术组有 3 例再出血二次手术后死亡。钻孔组无颅内感染及脑脊液漏,手术组有 3 例颅内感染伴脑脊液漏。钻孔组肺部感染 2 例,手术组肺部感染 6 例,钻孔组应激性溃疡 1 例,手术组应激性溃疡 5 例,两者差异有统计学意义。

3. 讨论

(1)小脑位于后颅窝内因容积小代偿能力有限,小脑出血的主要原因是由高血压引起,小脑出血的发生率约占脑出血的 10%。小脑出血血肿直接压迫脑干或破入四脑室,阻塞或压闭四脑室导致脑脊液下游循环流动梗阻引起急性梗阻性脑积水,若出血量大直接形成急性枕骨大孔疝导致病人短时间内死亡。因此对于小脑出血量≥10mL,或直径≥3cm,或第四脑室、脑干受压合并梗阻性脑积水,是小脑出血行手术治疗国内共识[5]的标准。本报告两组手术患者均符合小脑出血手术治疗国内共识的手术适应证,小脑出血及时手术的患者愈后相对良好。

(2)治疗小脑出血的外科手术方式目前国内较多,主要为钻孔和开颅两大类,目前钻孔术较先进的是导航辅助下穿刺引流术[2]、立体定向穿刺引流术;开颅手术比较先进的是脑室镜手术、显微镜下小骨窗开颅清除术,这些手术需要复杂设备,在基层普及较困难,经典枕下开颅血肿清除术应用较广泛,且手术时间长,手术野位置深在,术后颅内感染脑脊液漏常有发生。钻孔引流术应用大脑半球血肿治疗較成熟[6],应用小脑血肿的治疗目前在国内尚未广泛应用,原因为小脑血肿相对偏少,位置深,角度特殊,定位困难,且血肿多距离脑干、静脉窦较近、穿刺危险性较大,因此钻孔引流对小脑出血的探讨国内报道并不多见。我们受到国内刘振川微创软通道引流术治疗小脑及四脑室血肿穿刺成功经验的启发,采用了CT定位引导下后颅窝钻孔软通道引流术治疗小脑出血,并进行了临床手术实践探索。手术治疗研究发现:手术的关键是定位穿刺点尽可能准确,术前定位CT平扫必须按标准OM线进行,穿刺点常在横窦中点下方2cm左右,穿刺角度尽可能正确,常以垂直颅板为妥,深度、体位尽可能准确,以CT定位引导为基准。后颅窝枕麟有坡度,颅钻钻孔用力不能太猛,严防钻头滑入枕骨大孔而发生无法预料的意外。

(3)该手术方式的优点,CT定位引导下后颅窝钻孔软通道引流术治疗小脑出血较传统枕下开颅血肿清除手术治疗更为快捷、方便,易于实施。尤其基层医院在小脑出血(小脑大量出血导致急性枕骨大孔疝)的抢救过程中其有重要的应用价值。该引流手术及麻醉时间短,术后血肿清除率高,术后颅内感染少,术后并发症肺部感染及脑脊液漏、应激性溃疡的发生率低。当然该手术方式也存在不足之处,该术式不能在直视下彻底止血,抽吸血肿仅凭术者手感。穿刺的方向有时易出现偏差,并存在一定的再出血风险,故术后一定密切观察引流管的引流量及引流液的颜色,一旦出现新鲜出血及时复查CT,另外术后给予镇静、止血、降压,严防患者躁动及血压升高,严防并发症及对症处理。

参考文献

[1]吴江,贾建平.神经病学[M].3版.北京:人民卫生出版社,2015:192-196.

[2]张严国,王孟阳,罗明,等.神经导航辅助钻孔引流术治疗小脑出血30例[J].中国临床神经外科杂志,2015,(4):243-244.

[3]Dammann P, Asgari S, Bassiouni H, et al. Spontaneous cerc-bellarhemorrhage-experience with 57 surgically treated patients and review of the literature [J]. Neurosurg Rev, 2011, 34: 77-88.

[4]刘振川,王大明,翟乐乐,等.自发性脑室出血的微创介入治疗[J].卒中与神经疾病,2005,(1):40-42.

[5]中华医学会神经外科学分会,中国医师协会急诊医师分会,国家卫生和计划生育委员会脑卒中筛查与防治工程委员会.自发性脑出血诊断治疗中国多科学专家共识[J].中华神经外科杂志,2015,31(12):1189-1194.

[6]魏麟,李刚,金澎,等.快速细孔钻颅脑室置管引流术治疗脑室出血3571例临床分析[J].中华神经医学杂志,2011,10:731-734.

(本文中获河南省周口市2017年度科技进步二等奖,证书号:2017-J-72-R01/08)

双侧侧脑室引流联合腰池置管持续引流术
治疗重度脑室出血 39 例

王平振　刑伟　刘卫华等

【摘要】目的：双侧侧脑室引流联合腰池置管持续引流术治疗重度脑室出血的疗效。方法：对 39 例侧重度脑室出血患者采用双侧侧脑室引流加腰池置管持续引流术；同时交替行脑室内尿激酶灌注术进行治疗。结果：本组 39 例，存活 34 例，死亡 5 例。结论：双侧侧脑室引流加腰池置管持续引流术治疗重度脑室出血疗效显著，简单实用。

【关键词】脑室重度出血；侧脑室引流；尿激酶；腰大池引流

原发性及继发性脑室出血临床上比较常见，尤其是脑室系统呈铸型表现重度脑室出血，过去一直认为预后很差，死亡率高，在治疗上存在一些悲观的思想。我院于 1997 年至 2007 年共收治闹事出血病人 121 例，其中脑室呈铸型为重脑室出血者 39 例，我们采用双侧侧脑室外引流术，双侧侧脑室内尿激酶灌注术，并联合腰大池置管持续脑脊液引流术来进行治疗，取得了满意的疗效，现报告如下。

1. 资料与方法

（1）一般资料

本组 39 例，男 33 例，女 6 例，年龄 12～63 岁，平均为 42.5 岁，原发性脑室出血 17 例，高血压继发丘脑内囊部出血破入脑室 15 例，脑血管畸形出血破入脑室 5 例，外伤后脑室出血 2 例，CT 片影像上脑室系统均呈铸型，为重度脑室出血。

（2）临床表现

本组病人均有头痛头晕、呕吐伴意识进行性加重病史，从发病到手术时间为 4h 至 2 天，平均 1.01 天，其中 4～7h 的有 11 例、7～12h 的有 15 例、12h 至 2 天的有 10 例，手术前病情按金谷春之分级标准进行统计：I 级清醒 0 例，II 级嗜睡 6 例，III 级朦胧 15 例，IVa 级浅昏迷无脑疝 16 例，IVb 级浅昏迷有脑疝 2 例，V 级深昏迷 0 例。根据 Graeb 等[1]脑室内出血评分均为重度脑室出血。

（3）影像学表现

CT 扫描以双侧侧脑室出血为主者 17 例，以第三、四脑室出血为主者 13 例，以全脑室铸型为主者 9 例。鞍上池和环池受压 24 例，消失 2 例，环池和四叠池受压改变 6 例，鞍上池和环池有积血者 4 例，脑干周围池形态正常者 3 例。

（4）治疗方法

①常规对症治疗。检测血压并常规降颅压，保持呼吸道通畅、维持电解质平衡，防止再出血、脑血管痉挛、应激性溃疡等并发症的发生。

②双侧侧脑室额角钻孔引流术。重度脑室出血一旦确诊，立刻行双侧侧脑室钻孔引流术，确诊后立即全麻，双侧脑室额角切开头皮，颅骨钻孔成功后，十字形切开硬膜，随后切开皮层，向两外耳道连线置入内径为 4mm 多孔胶硅管，置入前将侧孔有意扩大稍许，置入 4～5mm，有血性脑脊液及陈旧性液态血液流出为止，原则上侧脑室血多的一侧先进行，穿刺成功后固定引流管缝合头皮，首先用注射器抽出 5～10mL 血液液体。同样方法，穿刺对侧侧脑室，穿刺成功后，先用注射器抽出 5～10mL 血液液体，随后均匀缓慢释放脑脊液，脑脊液引流不畅术后立即使用尿激酶 1 万 U + 生理盐水 5mL 进行脑室内灌注，然后每侧每天 3 次，每次注入尿激酶 2 万 U + 生理盐水 5mL，闭管 2h 后放开，闭管方式为双侧同时闭管，放开也是一样。本组 39 例，均使用尿激酶于侧脑室内灌注 3～5 天，争取术后 4～7 天内排空脑室内的积血及血块。

③腰大池置管持续引流术。在侧脑室穿刺引流术后，颅内压平稳后，12～24h 即行腰大池置管持续引流术，用 18G 硬膜外穿刺针在腰 3～4 椎间隙，先按常规腰穿进行，穿刺成功后，通过穿刺针将 F8 号硬脊膜外麻醉导管导入脊髓蛛网膜下腔，用胶布固定躯体，无菌引流袋持续引流，为预防枕骨大孔发生，穿刺针斜面向尾部，开始时要缓慢放脑脊液。

④拔管指征。脑室外引流液及腰大池引流液变清，CT 复查脑室系统梗阻解除，蛛网膜下腔高密度影消失，鞍上池环池，四叠体池及脑干周围池形态正常，若试夹闭引流管 24h 临床症状无恶化，即可拔除脑室及腰大池引流管，本组放置引流管时间 7 天的有 9 例、8 天的有 21 例、9 天的有 7 例、11 天的有 2 例。

2. 结果

本组 39 例患者存活 34 例、死亡 5 例（其中 2 例因早期脑疝未缓解而死于脑疝，1 例 1 周后死于再出血，1 例死于 1 周后应激性溃疡并发症，1 例死于 1 周后肾衰并发症），病死率为 12.8%。存活 34 例，病人 3～4 周内均完成复醒，平均 8.9 天，其中 1 例出现交通性脑积水，行脑室 – 腹腔分流术后恢复良好，无颅内感染发生。

3. 讨论

（1）重度脑室出血早期行双侧侧脑室外引流及尿激酶脑室内灌注以引流排空脑室内积血的重要性。

重度脑室出血，脑室铸型病情重，进展迅速，短时间内脑室系统被血凝块阻塞或压迫中脑导水管导致急性梗阻性脑积水，脑室急性扩张，引起颅内压骤然升高，特别是第三、四脑室积血使得脑干等脑深部重要结构受压、损伤,导致患者迅速死亡,此类患者治疗的时间和方法都非常有限。因此,对此类患者的治疗,首先要解决本病的主要矛盾,也就是尽早清除脑室内积血,尽快恢复脑脊液循环通路通畅,减少继发性脑损伤,改善脑深部结构微循环,这是治疗本类疾病的重中之重。基于此,一旦确诊本病,及早进行双侧侧脑室外引流,越早越好。国内有人报道[2]7h 内手术效果最好,本组发病后 4~7 天内手术 11 例病人恢复最好,就是例证。以前单纯应用单、双侧侧脑室引流,因血块不易从引流管流出,且已发生堵管和脑室内积血排空时间过长问题,不能迅速解除丘脑受压、脑干受压及梗阻脑积水发生。近年来,尿激酶因具有较强的溶解血肿的作用,且对脑组织无明显致炎性,不良反应甚少,已有多名学者[3]应用于临床,双侧侧脑室引流加上尿激酶脑室内灌注能弥补以前单纯引流的不足,能迅速有效地清除脑室内积血,降低颅内压,减少了血液中物质对脑组织刺激及毒害的作用,对脑组织的功能恢复有很多方面的好处。尿激酶早期多次灌注加速了脑室内积血的溶解,提前了脑室内积血排空时间。大大减少了积血内毒害物质毒害作用,以及机械阻塞压迫作用。所以,此类病人早期应用此方法进行治疗,是非常重要的。

(2)腰大池置管持续引流的必要性及原理:重度脑室内出血,早期进入脑脊液循环系统的血液不可避免地进入蛛网膜下腔,因蛛网膜下腔是脑脊液循环的"下游"。本病大部分均合并广泛性地在蛛网膜下腔积血,或者可导致脑池脑沟内积血,这些积血中氧合血红蛋白、补体等炎症反应物,很容易直接刺激脑血管,诱发脑血管痉挛或出血,影响下丘脑的血运导致下丘脑的功能障碍,转而成为脑血管痉挛的中枢神经因素。因此,能否早期彻底清除蛛网膜下腔的积血,是阻断出血后各种恶性循环、并发症发生,以及降低死残率的重要措施。近年来,国内多名学者报道,腰大池置管持续引流等方法清除蛛网膜下腔积血,取得了很好的效果[4]。本组病人在行双侧侧脑室引流及颅内压平稳后,我们及时地进行腰大池置管持续引流术,并取得了良好的疗效。单纯行双侧侧脑室引流,不能引流出第三、四脑室及侧脑低位及流注于蛛网膜下腔的血性成分,大量的血性脑脊液滞留在蛛网膜下腔引起血管痉挛,脑脊液的吸收障碍形成交通性脑积水等一系列并发症,尽早行腰大池置管引流排除脑室以下的积血,避免第三、四脑室阻塞,减少血性脑脊液对脑组织的刺激并预防脑积水的形成,且腰大池置管引流操作简单,引流安全,能迅速清除蛛网膜下腔的积血及血性脑脊液,阻断并发症发生。

(3)双侧侧脑室引流手术加尿激酶脑室内灌注术治疗重度脑室出血,首先解决脑室循环系统"上游阻塞"问题,腰大池置管持续引流解决了脑脊液循环系统"下游泥沙"问题,治疗上既能解决主要矛盾,又没有忽视次要矛盾。该方法在临床取得了良好效果,值得在基层医院推广使用。

参考文献

[1]Graeb D A, Roberson W D, Lapointer J S, et al. Computed tonographic diagnosis of intraventricular hemorrhage[J]. Radiology, 1982, 143(1):91.

[2]王忠诚. 王忠诚神经外科学[M].武汉:湖北科学技术出版社,2005:874.

[3]万金中,丁斌. 应用尿激酶灌注治疗自发性脑室出血[J].中国临床神经外科杂志,2004,9(2):140.

[4]李次发,肖绍文,温德树,等. 腰池脑脊液闭式引流与置换治疗重度蛛网膜下腔出血[J].中国临床神经外科杂志,2006,11(11):667.

手外科、显微外科方面的学术论文

7687 例 8891 个断指（肢）再植经验体会及回顾分析

王平振　谢振军　周礼荣等

【摘要】从 1975 年 11 月至 2012 年 11 月，37 年来，回顾分析我院共进行 7687 例 8891 个断指（肢）再植手术，成功率达 96.4%。本组 7687 例中男性 6726 例，女性 961 例，年龄 11 个月至 61 岁，平均年龄为 30.96 岁，其中断肢 496 例，494 例再植成功，完全性断肢 311 例，不完全性断肢 185 例，2 例失败，总成活率为 99%；断指再植 7191 例，8395 个断指再植，失败 291 例，成功率 96.0%；完全断指 6135 例 7032 个断指，有 6547 个断指再植成活，成活率为 96.5%；不完全性断离手指 1071 例，1363 个断指，成活 1323 个手指，成活率为 97.1%。对再植的适应证、多指再植、复杂性断指再植、末节再植和小儿再植、影响再植成活率及成功率的因素进行了简要讨论，提倡精品再植手术理念，做到无遗憾再植手术。

[关键词]显微外科技术；断指（肢）再植；精品再植手术；回顾分析

1963 年陈中伟等[1]首先报道了断肢再植成功，开创了世界断肢再植手术史上的先河。1973 年，我院周礼荣医师前往上海市第六人民医院进修学习，回院后通过近两年的知识和技术准备，于 1975 年 11 月在我院成功完成了中国农村县级医院首例[2]断肢再植手术，随后又向断指再植高峰攀登。1983 年，周礼荣同志因在中国基层医院利用高难度的显微外科技术完成了近百例断指（肢）再植手术，成功率高达 95% 以上，河南省委省政府授予他"人民的好医生"光荣称号。卫生部部长向他表示祝贺，卫计委发出通知，号召全国卫生战线广大职工向周礼荣学习。周礼荣创立了我国县级医院第一个显微外科，即河南省郸城县人民医院显微外科，他的实践打破了显微外科技术的神秘感，表明了只要有锲而不舍的追求和顽强拼搏的精神，在农村基层医院也能创造医学奇迹。从此，断指（肢）再植显微外科技术开始在基层普遍展开。1993 年以后，周礼荣回到了上海，我院显微外科的后来者以周礼荣为榜样，继续努力拼搏，秉承追求精品再植手术理念，做到无遗憾再植手术，使我院显微外科特色延续至今。从 1975 年 11 月至 2012 年 11 月，整整 37 年，我院共行 7687 例 8891 个断指（肢）再植手术，成功率达 96.4%，现就断指（肢）再植的经验体会进行回顾。

1.临床资料

从1975年11月至2012年11月37年来,我院共行7687例8891个断指(肢)再植手术,成功率达96.4%,本组7687例中男性6726例,女性961例,年龄11个月至61岁,平均年龄为30.96岁,断肢496例,494例再植成功,完全性断肢311例,不完全性断肢185例,2例失败,总成活率为99%;断指再植7206例,8395个断指再植,失败291例,成功率95.9%;其中完全断指6135例7032个断指,有6547个断指再植成活,成活率为93.1%;不完全性断离手指1071例1363个断指,成活1323个手指,成活率为97.1%。断指(肢)损伤情况:切割伤3925例(占51.1%)、挤压撕脱伤1537例(占20.0%,其中旋转撕脱伤331例)、电锯伤999例(占13.0%)、爆炸伤674例(占8.7%)、咬伤51例(占0.66%)、自残刀砍伤501例(占6.5%)。断指(肢)离体时间3.5~40.5h,平均22h。本组末节完全断指再植手术691例,成活622例,成活率为90.0%。旋转撕脱性断指再植331例,成活302例,成活率为91.2%。爆炸伤断指再植674例,成活579例,成活率为85.9%。经液体浸泡过的断指再植353例,成活316例,成活率89.5%。自残性刀砍伤501例,成活491例,成活率为98.0%。咬伤51例引起的末节离断再植成活45例,成活率为88.2%。双手被切纸机切断10指,除1指失去再植条件外,再植的9指全部成活。双手被切纸机切断8指2例,16指全部成活。双手腕全断4例,再植全部成活。双上臂完全离断再植2例全部成活。双小腿完全离断3例再植完全成活。1例左上肢两个平面多处完全离断再植成活。2例左小腿被收割机以2个平面2处断离,最后再植成活。11个月婴儿食指离断再植成活。2例双食中指被切纸机多平面断离再植成活。断肢再植伴有大块皮缺损,骨、肌腱、神经、血管裸露,同时做吻合血管的皮瓣,肌皮瓣移植者11例均获成功,本组吻合血管的最小外径0.25mm。

2.常规再植手术方法及顺序

本组手术大部分由1组人员完成,单手超过3个手指采用更换主刀助手行再植手术,对双手双足断离病人,由2组人员同时操作完成,大部分采用臂丛组织麻醉、高位硬膜外麻醉或全麻。病人入院后,由1组人员立即将离体的断指(肢)进行彻底的清创,然后置0~4℃冰箱中保存。待病人全身情况纠正,在手术室麻醉成功后,断指近端在手术显微镜下行清创术,找到血管神经并进行标记,以备吻接。常规再植手术顺序:骨固定—伸肌腱修复—吻合静脉—屈肌腱修复—吻合动脉—对接神经—缝合皮肤。

复杂性断指再植的分类及个体化手术方案的探讨,复杂性断指再植系指断指组织缺损,须借助血管、皮瓣的转位或移植完成再植。它有别于疑难断指再植及特殊类型断指再植。疑难断指再植,强调再植手术的难度,如幼儿、末节断指再植,以及用非常规方法完成的再植;特殊类型断指再植,强调再植类型的特殊性,除含疑难断指再植外,还包括经液体浸泡及多段离断的断指再植等;复杂性断指再植,则强调再植手术程序的复杂性,亦即上述二者的非常规再植部分。针对炸伤性断指再植、旋转撕脱性断指再植、掌侧皮肤及血管同时缺损的断指再植和背侧皮肤及血管同时缺损的断指再植,我们一直在进行手术方法和技巧不懈地探讨。

断指再植成功率的持续追求,显微外科技术发展到今天,断指再植手术不仅仅追求成活,成活不等于成功。国内程国良[3]学者认为,断指再植术后一能成活、二有功能、三有外形、再植术后手指有功能是医患双方共同的追求目标。经过我院的多年实践,与国内文献报道大体一致,再植指体的功能恢复不理想,仍困惑着医患双方。我院为了提高断指再植的成功率,追求精品再植手术、主刀无遗憾再植手术,从术中、术后为手指最大功能康复进行了不懈的努力。术中提倡不贯穿关节的内固定,应为功能的恢复尽量多缝接血管,动静脉比例为2:3或2:4,背侧静脉吻合数目不够可吻合掌侧静脉,精确无误地修复两侧指神经,采取外膜法缝4~6针,有功能的手指必须精确无误地认真修复两侧指神经,手指末梢的实体觉对人来说非常重要,丝毫不能有半点马虎。应用显微外科无损伤修复伸、屈肌腱,凡切割伤同时修复鞘管,使滑液保存鞘管内既有利于肌腱愈合又可以防止粘连。术后"三抗"常规治疗基础上,近8年来我们采用神经节苷脂钠联合静脉滴注高氧液进行药物提前干预,足够重视断指再植术后的功能康复,并指导病人进行康复锻炼。精品再植手术就是追求高精度、高质量、高水平,使各种断指均能获得再植而努力,提倡主刀医生无遗憾再植手术。

3. 讨论

(1)断指(肢)再植的适应证。随着显微外科技术的逐步提高,断指(肢)再植的适应证在日益扩大,断离手指肌肉组织少、耐缺血时间长,我院断指离体时间最长时间是40.5h再植成功[4]。断肢再植手术中,修复血管后,若断肢缺血状态下的代谢产物进入循环系统,可致病人中毒死亡或发生急性肾衰等危及生命的并发症,因此术前必须弄清两个问题:一是再植是否会危及病人生命;二是有无再植价值。这就要求严格适应证:①病人能耐受手术;②缺血时间较短,一般为8~12h之内;③断肢结构基本完整;④估计能获得一定功能。否则,应放弃再植。我院1例离体38.5h[4]断臂再植成活。断肢再植一定要考虑到因肌肉缺血坏死引起急性肾功能衰竭或筋膜间隙综合征即缺血性肌挛缩。

(2)再植的目的。断指(肢)再植成活不等于成功,断指(肢)再植成功的目标包括以下三方面:①良好的功能;②恢复正常外形重建美观,达到病人生理、心理上的满足和要求;③成活并血液循环通畅、丰富。否则,再植成活后无实际功能者,对患者来说实际上是累赘。成功的要求伴随着术前、术中、术后,要尽可能追求精品再植手术理念。

(3)高质量清创的前提下精良的血管吻合是断指(肢)再植成活的关键。断指(肢)再植的核心技术是微小血管的显微镜下吻合,一定要坚持无损伤原则,掌握好"稳、准、轻、巧"的显微外科技术操作要点,边距、针距掌握得当,使显微镜下的操作既像精密的镶嵌,又如灵巧的艺雕,得心应手,顺势自如。只有通过长期的认真训练才能达到这种境界。

(4)断指(肢)再植术后发生血管危象。二次探查手术前应用尿激酶溶栓取得了显著效果。1992年6月以来,我院王平振受到蔡锦方医生应用尿激酶药物挽救6例断指再植术后血管危象成功的启发,率先在我院应用尿激酶治疗发生血管危象的再植断指,获得显著效果,使许多发生血管危象的病人免除二次探查术[5]。探查术术中所见,大部分为吻合口血栓形成,取栓后重新吻合。

(5)延迟断指(肢)再植成(活)功率低。我院丁任等研究1984年8月至1992年因故延迟再植169例193指,成活155指,成活率为80.3%。延迟时间愈长成活率愈低[6]。尽管延迟再植方法对术者有益,但断指病人却很少有延迟再植指征。原因多由院方条件不足所致,故目前尚不能作为常规主动推广,仅能作为不得不推迟手术时间的一种补救措施。

(6)复杂性断指再植的分类及个体化手术方案的探讨。我院李锦永等自1988年以来进行复杂性断指再植的分类及探讨,尤其是针对复杂性断指再植系指断指组织缺损,需借助血管、皮瓣的转位或移植完成的再植。针对炸伤性断指再植、旋转撕脱性断指再植、掌侧皮肤及血管同时缺损的断指再植和背侧皮肤及血管同时缺损的断指再植,对手术方法和技巧进行不懈的探讨[7]。我院王平振等对采用桡动脉深支移位与拇指动脉吻合断拇再植进行了探讨并报告[8]。我院王献伟等对指动脉逆行桥接再植旋转撕脱性断拇指进行了探讨并报告[9]。

(7)多指(肢)再植的协作配合。双肢或多肢完全离断,对全身影响大,手术规模大,时间长,需人力物力多,所以,必须精心组织手术人员搭配,统一指挥,密切配合。手术分两组同时进行,每组的主刀医生应技术娴熟,整个手术由一名技术全面、经验丰富的医师指挥,以便协调和处理术中的疑难问题。1986年7月27日我院周礼荣等完成1例十指完全离断再植九指全部成活[10],随后丁任等于1989年6月3日和1990年4月30日成功进行了1例双小腿完全离断和双上臂完全离断的再植术[11]。

(8)末节断指再植和小儿断指再植。末节断指再植一旦成功,功能与外形恢复良好,末节的触觉及实体觉都能恢复到生理要求。末节指体所需的血液循环量小,只吻合一根指动脉及指背静脉或指掌侧浅静脉即可成活,关键在于血管细,不易寻找,吻合血管在放大12倍以上显微镜下能提高成功率。小儿再植术中哭闹易引起血管痉挛,术后用镇静剂,在缩短骨骼时,严禁损伤骨骺。

(9)再植失败的原因分析及及时反馈主刀制度。断指再植的失败是不可避免的,一旦失败,不仅给患者身心造成极大的痛苦,也是对主刀医生自信心的一次打击,回顾手术过程不免有些遗憾。我们分析失败的原因,分别是:血管顽固性痉挛、吻合口血栓形成、酒精浸泡、高凝状态、吸烟等。血管痉挛和血栓形成大多由操作不精细、血管吻合技术欠佳引起,如清创不彻底、夹持血管壁、血管吻合质量差、血管周围组织处理不当等。此外,断指缺血时间较长、组织变性、血管条件差、适应证掌握不严等也是血栓形成的主要因素。

(10)重视断指(肢)再植的早期康复。断指再植术后手指的康复[12]是手外科以后努力的重点和难点。

(11)断指(肢)再植对显微外科医师素质及能力的要求。目前,显微外科技术远非每个手外科、显微外科医师所能熟练掌握,个人基本操作的熟练程度,很大程度上影响着手术的成功率,造成个人与个人、单位与单位之间有显著的差异。显微手术的特点是手术时间长,没有顽强的毅力和持久的耐力是难以完成的。正像王成琪所倡导的,一个优良的显微外科医生,必须经过多方面的培养、训练,既要有熟练的镜下操作技术,又要有深厚的显微外科基础理论知识;既要有手术前周密的计划,又要有随机应变的丰富临床经验;同时还要有顽强的毅力和耐力,果断迅速以及一丝不苟的严格作风[13]。每一个显微外科医生,应当时刻牢记,一个显微外科手术的成败,常常决定于一针一线的缝合质量,许多复杂困难的显微手术,常成功于再坚持努力一下之中。因此,显微外科手术的成败,是意志和技术的结晶,缺乏顽强的意志,优良的技术常不能充分地发挥;没有良好的技术,坚强的意志也达不到理想的目的。

(12)断指(肢)再植成功的最高境界。随着机械化的发展以及人类的进步,断指(肢)的种类及伤型越来越复杂,患者的要求也越来越高。在这种形势下,显微外科医师应秉承追求精品再植手术理念,做到无遗憾再植手术,逐步提高自己的技术水平,达到高精度、高质量、高水平的再植手术境界,为人类的健康做出贡献。

参考文献

[1]陈中伟,鲍约瑟,钱允庆.前臂创伤性完全截肢的再植:一例成功报告(节选)[J].中华外科杂志,2004,(9):576.

[2]周礼荣.断肢(指)再植术的临床体会[附406例564肢(指)报告][J].中国医刊,1988,23(10):60-61.

[3]程国良.断指再植的回顾与展望[J].中华手外科杂志,2000,(2):65-66.

[4]周礼荣,任有成.972例1373个断指(肢)再植的经验[J].中华显微外科杂志,1994,17(1):10-12.

[5]王平振,丁任,李锦永.运用尿激酶治疗发生血管危象的再植断指[J].全国第五届手外科学术会议论文汇编(郑州),1992:224.

[6]丁任,谢振军,李锦永,等.断指因故延迟再植169例[J].中华显微外科杂志,1994,(1):15-16.

[7]李锦永,李清秀.复杂性断指再植[J].中华显微外科杂志,1996,19(4):296-297.

[8]王平振,丁任,李锦永,等.桡动脉深支移位与拇指动脉吻合断拇再植7例报告[J].中华显微外科杂志1996,(3):240-241.

[9]王献伟,孙华伟,赵国红.指动脉逆行桥接再植旋转撕脱性断拇指[J].中华手外科杂志,2002,18(2):124.

[10]周礼荣,杨崇勇,任有成,等.十指离断九指再植成功一例报告[J].中华外科杂志,1987,25:276.

[11]李锦永,丁任,胡洪良,等.418例断指(肢)再植的经验与教训[J].中华显微外科杂志,1994,17(1):24-26.

[12]丁任,周礼荣,李峻,等.再植断指的康复[J].中国康复医学杂志,2000,(5):271-273.

[13]王成琪,陈中伟,朱盛修.实用显微外科学[M].北京:人民军医出版社,1992.

为纪念世界首例断肢再植成功50周年(1963—2013)投稿本文,并代表基层断(肢)指再植先进单位郸城县人民医院显微外科(手外科)在上海进行学术交流。

以下为笔者行断指(肢)再植成功的病例术前术后照片。

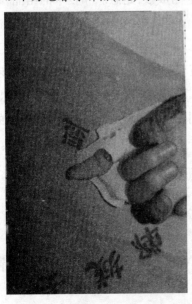 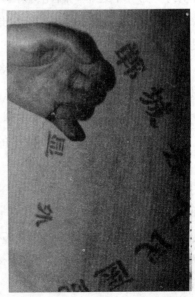

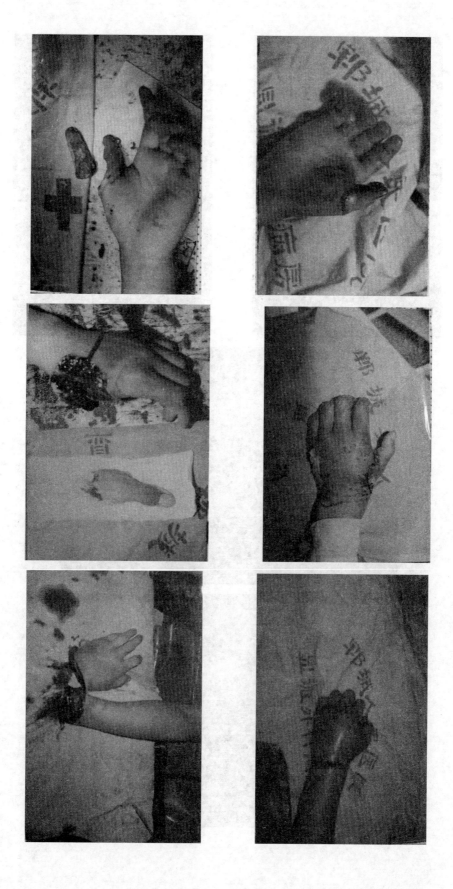

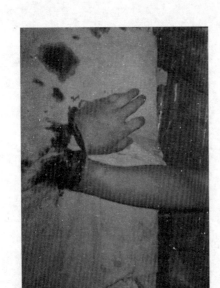
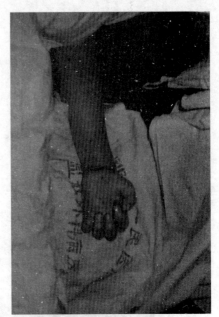
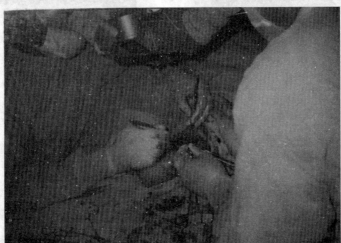
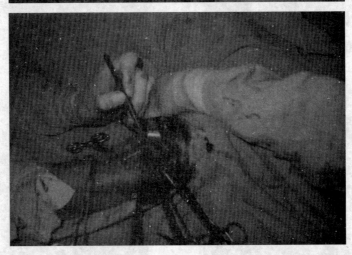

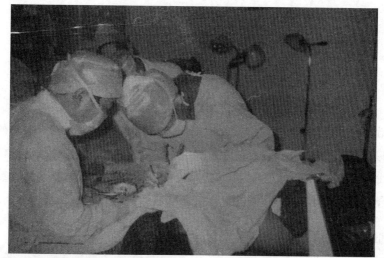

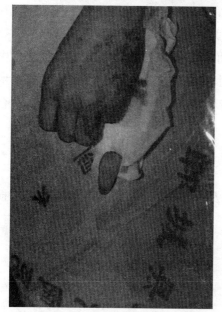
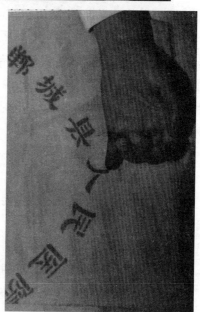

笔者行断指(肢)再植成功的病例术前术后照片

桡动脉深支移位与拇指动脉吻合断拇再植

王平振　丁任　李锦永等

拇指占手功能的50%以上,拇指损伤后修复失败会造成不同程度的残废。拇指损伤的类型多种多样,随着显微外科技术的发展,再植及再造拇指的方法亦越来越多。我科自1989年以来,用游离移位桡动脉深支与断拇指掌侧动脉[1]或拇主要动脉吻合再植伴有动脉缺损的断拇7例,全部成活,效果满意,现报道如下。

1.临床资料

本组7例,均为男性,年龄26~37岁,7例中1例同时行小指再植,受伤情况:均为右手拇指电锯伤,5例全断,2例掌指关节不完全断离,仅有拇指背侧1/3~1/2皮肤及软组织相连。7例拇指远端均有动脉缺损,长度在1~1.5cm之间,术中将桡动脉深支3例与拇主要动脉吻合。4例与拇指尺掌侧动脉吻合。全断离5例均接再植顺序吻合指背静脉2根,2例拇指不完全断离指背有软组织相连未吻合静脉,术中顺利,再植成活,功能满意。

2.讨论

(1)适应证:本法运用于拇主要动脉及拇固有动脉缺损的拇指近节掌侧损伤或离断伤。

(2)手术注意事项:

①术前必须常规做Allen[2]试验,排除掌深,浅弓解剖变异。

②术者必须明确组成掌深弓的桡动脉深支在第一、二掌骨之间走行的解剖关系。

③术者再植中应先清创拇指远端,弄清是拇主要动脉缺损或断离,还是拇指掌侧固有动脉缺损或断离。拇指桡掌侧动脉一般口径较细且位于拇长屈肌腱桡侧,不便吻合。

④术者在测定拇主要动脉或拇指尺掌侧动脉缺损长度后,游离桡动脉深支应尽量向远侧游离,游离过程中需将掌深弓发出分支。如拇主要动脉,食指桡掌侧动脉等先结扎后切断,游离所需长度,手术证实,游离桡动脉深支与拇主要动脉及尺掌侧动脉口径一般差距不大。

⑤全断者克氏针内固定骨后缝合拇长伸,拇短伸肌腱,再吻合指背静脉,缝合拇长屈肌腱。

⑥将游离的桡动脉掌深支在皮下移位,与拇主要动脉或拇指尺掌动脉行端吻合,力争做到高质量吻合。

（3）该术式的特点：

①这种式，较移植浅静脉吻接于拇动脉缺损处为优，因取浅静脉时较难掌握口径大小，且有两个吻合口，吻合时费时费力，同时易引起移植浅静脉扭曲而导致动脉痉挛或易引起栓塞等。

②桡动脉深支，口径较粗，按照血流动力学中 poiseuille[3] 公式分析，血管口径粗的血流量大，血循危象发生率低。且动脉与动脉吻合，血管壁组织结构相同，血管内膜愈合较好。

③桡动脉深支移位后一般并不影响手部血液供应。

参考文献

[1] 梁炳生，刘蔚民，裴连奎. 利用桡动脉深支及头静脉分支重建断拇血运一例 [J]. 手外科杂志，1987，(3)：445-446.

[2] 李庆泰. 手外科检查[M]. 1 版. 北京：北京科学技术出版社，1992：220-222.

[3] 梁炳生，刘蔚民，王东，等. 桡动脉与指背静脉搭桥断拇再植三例报告[J]. 手外科杂志，1990，6(4)：221。

（本文中并获 1997 年度河南省周口市第 6 届自然科学优秀学术成果三等奖）

运用尿激酶治疗发生血管危象的再植断指

王平振　丁任　谢振军等

随着显微外科技术的发展,断指再植成活率越来越高,有的单位成活率已高达90%以上。然而目前断指再植仍有 10%～30% 的失败率,在当今抗菌药物合力应用前提下,再植指体坏死的主要原因是再植术后发生血循危象。不管动脉危象还是静脉危象,不及时观察判断处理,最终均导致血管内血栓形成而致再植体远端缺血坏死。一旦断指再植术发生血管危象,除了手术探查外,非手术药物疗法不理想。1992 年 6 月以来,我科采用蔡锦方医师应用尿激酶药物挽救 6 例断指再植术后血管危象,效果显著。现报告如下。

1.临床资料

本组 6 例,均为男性,年龄 12～37 岁。再植指别:食指 3 例,小指 1 例,环指 1 例,中指 1 例。再植平面:近节 1 例,中节 4 例,末节 1 例。致伤原因:刀砍伤 4 例,电锯伤 1 例,挤压伤 1 例。伤情:完全断离 5 例,不完全断离 1 例。断指缺血时间:最短 9h,最长 20h。术后发生危象时间:术后 24h 1 例,术后 48h 4 例,术后 96h 1 例。发生危象类别:静脉危象 4 例,动脉危象 2 例。

2.方法与结果

再指术后血管危象判断主要依靠医护人员的"手摸眼看",该方法存在人为的局限性,一旦确定血循危象发生,立刻静滴尿激酶 3 万～6 万 u 或静脉注射尿激酶 3 万～6 万单位,如在 4～6h 内血循危象改善不明显,可以再追加使用尿激酶一次。上述 6 例血管危象,经使用一至二次尿激酶成功 4 例。其中包括静脉危象 3 例,动脉危象 1 例。失败 2 例,其中 1 例,由于在指末端指腹血迹未洗净,未能及时准确判断血管危象发生时间,用药后未能有效。另 1 例为 12 岁男孩,断离中指远端用盐水浸泡长达 6h 之久,术后 24h 内高度肿胀,指背水泡形成,术后 48h 内发生静脉危象,及时利用尿激酶合并全身肝素化同时结合指端侧方滴血疗法。用药 3h 危象缓解滴血活跃。后终因动脉发生危象未缓解而坏死。此例由于夜间手术,又是儿童,血管细小薄弱。且远端用液体浸泡,估计可能是肿胀压迫血管或血管吻合质量欠佳造成。

3.讨论

(1)断指再植术后发生再植体坏死首先表现为血管危象,不论静脉危象或动脉危象,不及时发现和处理,最终会导致静脉或动脉内血栓形成而致再植体远端缺血、坏死。因此,及时准确观察和发现血管危象是再植术后非常重要的工作。

(2)目前再植术后抗凝治疗主要包括抗凝血疗法即抗凝血药物肝素的应用和抗血小板疗法即抗血小板聚集药物阿司匹林的使用,很少使用纤溶法即血栓溶解药如尿激酶等的应用。抗凝血药物如肝素是能阻碍血液凝固的药物。其主要作用是阻止纤维蛋白的形成。故只能预防血栓形成或扩大,对已形成血栓无效。尿激酶是纤溶疗法常用药物,其与抗凝血药物肝素不同之处是本类药物能溶解新鲜的血栓。

(3)尿激酶溶解新鲜血栓,主要是它直接激活体内纤维酶原转变为纤溶酶,而纤溶酶具有水解纤维蛋白的作用,能将48h的新鲜血块的纤维蛋白直接溶解。但72h以上的血块因血块表面已有内皮细胞覆盖,故不能对其起溶解作用。因此,血管吻合术后用尿激酶来溶解微血栓来挽救血管危象,使用越早效果越好。朱盛修[1]认为,血栓溶解药在显微血管吻合术后,常与抗凝药并用或使用此类药物溶解血块后,再继以抗凝治疗。必要时可从手术中开始,每日静滴2万单位左右,可延长4~6天。而经典药物理论则认为,禁止血栓溶解药如尿激酶等与抗凝血药或血小板抑制药同时使用,以免导致严重出血并发症,我们应用尿激酶治疗血管危象6例,均与抗凝血药同时使用,无一例严重出血并发症发生。

(4)尿激酶对由于血管清创不彻底,内膜损伤严重,血管吻合质量差,再植指体术后高度肿胀,吻合口血肿压迫等因素导致的血管危象挽救的成功率不高。此类学术危象是重新探查手术的适应证。并且强调,术后抗凝及溶栓药物的使用,绝不能代替再植术中高质量血管吻合。为防止血肿的出现,术中非吻合血管均应结扎。

(5)将尿激酶用于断指再植国内仅有蔡锦方医师报道过[1],作者尚未见有文献报道。本法对提高断指再植成功率,扩大再植适应证有极大的帮助。值得推广应用。

参考文献

[1]朱盛修,卢世璧.骨科显微手术学[M].1版.北京:科学出版社,1985:48。

[2]蔡锦方,曹学城,潘冀清.应用尿激酶挽救发生血循危象的再植断指[J].全国第五届手外科学术会议,1992:224.

(本篇论文曾于1992年5月在中国大连中华手外科学会会议会上宣读。)

精索内、腹壁下静脉吻合治疗精索静脉曲张症 20 例

孙怀钦　王平振　荣雪香等

1988 年 8 月至 1995 年 12 月,共施行精索静脉与腹壁下静脉吻合术行精索内静脉转流治疗男性精索静脉曲张症 20 例,取得了满意效果。现报告如下。

1. 临床资料

(1)一般资料

本组患者年龄 16 ~ 35 岁,平均 24 岁,未婚 13 例,已婚 7 例,其中 4 例已生育,3 例结婚 3 年以上妻子未孕。全部病例均为左侧精索静脉曲张Ⅲ度,病史 2 ~ 6 年,主要症状为左侧阴囊酸胀坠疼,行走、长久站立或劳累后症状加重,平卧休息后缓解。站立时左侧阴囊内有扩张和扭曲的血管团,触之呈蚯蚓团状。

(2)手术方法

①切口并显露精索内静脉:于腹股沟韧带中点上方 3 cm 处作平行于腹股沟韧带的切口,长 6 ~ 8 cm,显露精索后,在腹环上方 4 ~ 5 cm 处游离出精索内静脉,近心端结扎,远心端上血管夹后,选择 2 ~ 3 根较粗大分支仔细游离,备吻合时选用。②寻找腹壁下静脉:在左腹直肌外缘深面,将腹直肌向内推移,于腹壁下动脉两侧找到腹壁下静脉。腹壁下静脉一般为 2 条,即内外侧支。选择较粗大的一支手术显微镜下游离后,将其远心端结扎,近心端放置血管夹以备吻接。③吻合血管:根据腹壁下静脉口径大小,选择一根与其外径相当的精索内静脉,游离外膜后用 9 - 0 无损伤缝合线两定点端对端吻合,一般缝合 8 ~ 10 针,缝合时做到稳、准、轻、巧,吻合完毕后检查有无漏血,证实血流通畅,静脉转流成功,显微镜下结扎另外备用的精索内静脉,然后依次缝合切口。

(3)精液检查

术前精液检查,未婚者 13 例中 8 例精液正常,5 例精子密度在 6 万/L 以下。已婚者 7 例中,3 例未育者精子密度在 2 万/L ~ 4 万/L,均行精索内静脉近心端高位结扎,远心端与腹壁下静脉近心端行吻合术。术后症状消失,查无曲张静脉团块,术后 1 ~ 4 年随访,主诉无症状复发,查精液未婚组 5 例,术前精子密度 6 万/L 以下者,术后恢复至 10 万/L 左右。已婚组 3 例未育者,术后 1 ~ 3 年精子密度上升达 7 万/L 以上,2 例 2 ~ 3 年内妻子怀孕。

2. 讨论

(1)手术指征

临床症状明显,精索静脉曲张症Ⅲ度者并伴有久婚不育或精液异常者。症状

较轻但精液明显异常者也为手术适应证。

（2）术式的机理和优点

精索静脉高位结扎术临床应用以来虽取得了满意疗效,但术后有15%～20%的复发率[1]。因为单纯精索静脉高位结扎术后血液回流的主要通道途径是阴部外浅静脉,手术切口若在皮下环以下时极易将其破坏,且肉眼下高位结扎往往不易彻底。近年来相继出现了许多符合生理要求的静脉转流术。精索静脉曲张,一般认为是由于精索静脉瓣膜的功能不全,静脉回流不畅所致。另一方面,由于左侧精索内静脉直角入左肾静脉的解剖特点,行程长,回流阻力大,容易发生左肾静脉血液逆流,一旦发生逆流,其下面所有静脉瓣膜功能会随之破坏。且人为直立姿势,一旦静脉瓣膜失灵,肾静脉血流居高临下直灌精索内静脉中。因此,治疗的关键是解决其静脉回流及阻断上游肾静脉逆流问题,显微镜下行精索静脉高位结扎并同时行精索静脉回流途径静脉转流术,不但解决了其血流逆流问题,同时将压力较高的精索内血液转流入压力较低的腹壁下静脉,解除了睾丸静脉血流淤滞缺氧状态,并阻止了逆流肾静脉血中有毒物质对睾丸的毒害。这种治疗方法像治水一样既"堵"又"疏",符合人体生理状况,有利于睾丸生精能力的恢复,根除了曲张因素,很少有曲张静脉的复发,同时此术式操作简单,易于掌握,且血管解剖位置恒定变异小。本组病例均采用精索静脉高位结扎加精索内静脉与腹壁下静脉吻合转流的术式,取得了满意效果。

（3）手术中注意事项及术后并发症预防

为了预防吻合血管失败,手术操作时要严格执行显微无损伤原则,即分离腹壁下静脉与精索内静脉时要用显微外科器械,吻合以9-0无损伤缝合线为宜。血管口径一般为2～3mm,吻合并不困难,常吻合8～10针为宜,注意要使血管内膜良好对合或稍外翻,避免扭曲并保持适当的张力,血管吻合处转弯角度不得小于90°,粗糙夹持牵拉血管壁尤其血管内膜易导致术后吻合口处血小板凝集而致血栓形成,栓塞血管,因此术中尽量避免牵拉血管内膜。为了预防术后血栓形成,常规术后抗凝治疗,即术后口服阿司匹林及静滴60g/L的低分子右旋糖酐注射液1周。该术式假如吻合血管失败而致血管阻塞,则仍为传统的高位结扎术。

参考文献

[1]董宗俊,侯玉彬,林尘,等.精索静脉曲张症的栓塞治疗[J].中华外科杂志,1987,(3):139.

精索静脉曲张的害与治

王平振

精索静脉曲张是男性青壮年的常见多发病,多见于 18～35 岁的青年人,有 10% 左右的男青年体检时发现有不同程度的精索静脉曲张。主要表现为病人阴囊酸胀下坠疼痛不适等,站立及行走时会加重。典型病人站立时可见阴囊部位有扩张和扭曲的血管团,呈浅蓝色,用手触摸可感觉这种曲张静脉好像盘曲蚯蚓团一样。本病不仅影响青年的工作和劳动,个别病人还出现情绪不稳、乏力、失眠和性功能障碍等,最重要的是,本病可以导致男性不育症。据专家统计,约有 40% 的男性不育患者是由此病引起,占各类男性不育病因分类的第一位。但不是所有患者都不会生育,有部分病人生育能力依然良好。尽管世界各国医学工作者通过近百年的探索,迄今为止还未弄清精索静脉曲张是如何造成男子不育的。

正常精索静脉内的瓣膜可以控制血液向回心方向流动,就是站立时抗地心引力向上流动,而当这些静脉瓣膜失效、不健全或缺如时可呈现血流在精索静脉内反流使血液瘀积于阴囊的精索静脉蔓状静脉丛内。静脉内压增高,导致精索静脉扩张充盈曲张。99% 病例发生在左侧阴囊。此外性冲动剧烈,性生活过度,长久站立或行走,疲劳过度,用力过猛等都是本病的诱发因素。

青年男子患了精索静脉曲张后,诊断容易。通过自己检查左侧阴囊就可识别得知。一般分为 3 度。1 度:站立时看不到也摸不到曲张的静脉。只有站立、屏气(用手捏住鼻子,然后用力鼓气)及增加腹压等动作时能出现静脉团。2 度:患者可摸到曲张的精索静脉,但不能看到。3 度:是最严重的患者,不仅容易摸到曲张静脉团,而且可从阴囊的外部看到突出于阴囊皮肤的扩张和蔓状的曲张静脉团。

1 度是轻微精索静脉曲张,多采用托起阴囊,局部冷敷可以缓解。2 度、3 度患者的治疗,世界上还没找到有效的药物,手术治疗是目前最好的办法。尤其是男性青少年,当发现自己患有精索静脉曲张时,应尽早手术治疗。因为精索静脉曲张到成年后可能有造成不能生育的危险。但曲张的轻重与发生不育可能性不成比例,但在重度曲张患者中,也就是说,有人精索静脉曲张是重度的,但生育能力是正常的,而许多轻微的曲张患者其精液质量却很差,造成不能生育。所以,青少年在发现自己精索静脉曲张后最好不要因症状轻微而犹豫不决,应及早手术为好。

尤其显微外科手术在放大镜系统下操作,提高了手术的精确性和安全性,远心端留下一支粗大精索内静脉分支与腹壁下静脉近心端行显微镜下吻合术,就解决了精索内静脉回流问题。实现精索内静脉回流过程中转流术,这种治疗方法像治水一样,既"堵"又"疏",很少复发。

特殊类型的断指再植 155 例临床分析

宋敬忠　孙怀钦　王平振等

1990 至 1999 年 6 月,我院显微外科对 8 种特殊类型,155 例 189 个断指进行了再植,成活率 87.3%。

1. 资料与方法

（1）一般资料

本组共 155 例,其中男 121 例,女 34 例,年龄 1~60 岁,平均 32.1 岁。致伤原因:电锯伤 30 例,切割伤 84 例,挤压撕脱伤 17 例,炸伤 24 例。伤后至手术时间 0.5~29h,平均 4.2h,超过 24h 者 6 例。再植类型:①末节再植;②小儿再植（均为切割伤）;③炸伤性再植（均为儿童）;④移位再植;⑤多段再植;⑥双手多指再植;⑦旋转撕脱性再植;⑧伴皮肤缺损的再植。

（2）手术方法

清创均在显微镜下进行,找出远、近端的动脉、静脉、指神经。指骨均采用 0.8~1.2mm 克氏针内固定。肌腱均作一期修复,末节再植行关节融合,不再复修肌腱,血管吻合分别采用端吻合,套入缝合,指动脉缺损者采用浅静脉桥接术,动静脉比例 1:(1~3),2:(2~4);神经采用外膜缝合,缺损采用桡神经浅支移植修复。①末节再植:不必修复肌腱,无静脉可缝者,可行拔甲术或指端侧方皮肤切开引流;②小儿再植:小儿血管神经比较细,尤其是静脉,辨认比较困难,需在高倍显微镜下进行,要求术者要有较高的显微外科技术和耐心;③移位再植:以断离的尺侧指体移向桡侧为原则,以修复拇、食、中指为主;④多段再植:从近端向远端依依再植;⑤双手多指再植:双手多指再植是一项繁重而艰苦的手术,为保质保量地完成手术,需分 3 组同时进行清创,即左右手近端组及断指组 3 组,再植时断指组与近端组交替进行,按拇、食、中、环、小指顺序进行再植;⑥旋转撕脱性再植:以再植拇指为主,其他指体均放弃了再植,方法为拇长屈肌腱与环指浅屈肌腱,拇长伸肌腱与食指固有伸肌腱修复,拇指尺侧固有动脉与食指桡侧固有动脉吻合,拇指指背静脉与第 2 掌骨背静脉吻合,指神经与食指尺侧的指神经修复;⑦伴皮肤缺损的再植:分别采用了带血管神经蒂指岛状瓣和第 1 掌背动脉皮瓣进行修复皮肤缺损;⑧炸伤性再植:炸伤性断指血管神经损伤较重,常伴有缺损,清创时应彻底切除失活组织,对有血管缺损的采用浅静脉移植修复,神经缺损者采用桡神经浅支移植修复。

2. 结果

本组共 189 指,成活 165 指,成活率 87.3%。其中末节再植 52 指,成活 46 指,成活率 88.5%；小儿再植 48 指，成活 44 指，成活率 91.7%；移位再植 24 指全部成活；多段再植 4 指 8 段全部成活；双手再植 2 例 14 指全部成活；旋转撕脱伤再植 17 指，13 指成活，成活率 76.5%；伴皮肤缺损再植 6 指，5 指成活，成活率 83.3%；炸伤性再植 24 指，成活 15 指，成活率 62.5%。

3. 讨论

（1）断指再植的适应证

目前断指再植的适应范围较广，凡 60 岁以内，各种原因致伤，损伤平面在甲根部以近的完全性断离或不吻合血管不能成活的不完全断离，只要指体完整，近远端无较重损伤或多发性骨折，全身情况无明显禁忌者均适宜再植，本组大多数病例在此范围内。随着断指再植经验的丰富和患者对手功能恢复要求的提高，很多复杂、困难的断指再植，只要有成活的可能性并且有功能恢复，也均适宜再植。相信随着显微外科不断发展，对断指再植的适应证还将有新的认识。

（2）提高对手部功能的恢复

拇指在手中占有 50% 的功能，食、中指次之，对于按一般方法不能再植的拇指可采用移位再植、伴皮肤缺损的断指再植、炸伤性断指再植、旋转撕脱性断指再植等方法进行修复。末节再植不仅成活率高，而且神经恢复快，可以获得满意的外形和功能恢复，应积极提倡。小儿再植清创时应尽量保留各端的骨骺及关节，使再植后的手指仍能正常发育，并存在良好的关节活动。双手多指断离对患者的手部功能影响较大，再植时间长，需要临床手术、麻醉、后勤各科室密切配合，合理安排手术人员十分重要。对于多段手指，只要有成活的可能性及功能恢复，均不应放弃。

（3）重视术后管理

本组病例或血管损伤较重，或血管吻合难度大，术后很容易发生血管危象，因此应严密观察术后再植指体的循环情况，及时发现及时处理，对短期内发生的血管栓塞可以用 1～6U 尿激酶快速静滴，时间较长者应及时进行手术探查，小儿再术后患儿不配合，可以采用冬眠辅助治疗。

科室成长攀登篇

引言:医疗技术和医疗质量是一个医院的灵魂,精良先进的专业技术是医院专业科室的核心竞争力,是任何不能替代的硬实力。医院及专业科室的职责是救死扶伤和解除病人痛苦,病人到医院的最终目的是解除病痛。因此,一个医院各专业临床科室的医疗技术水平,是医院在社会的核心竞争力,医疗市场的竞争,归根结底就是医疗技术水平高低的竞争。作为医生不掌握精良高超的技术,不能给病人解除病痛,病人就可能离你而去。医疗市场的竞争,是最残酷的也是最公平的,谁先掌握先进的医疗技术,谁就可能在竞争中拥有主动权,所以提高科室医务人员的技术是临床科室的首要大事。临床科室要理清这个思路,抓住这个关键,这才是科室兴衰的根本。医院是凭技术及学术立身的地方(也就是说靠本事吃饭),作为临床科室要弄明白,生存是发展的基础,发展和创新是为了更好地生存,不创新发展就不能长远地生存。尤其是在当今医学技术竞争白热化的大背景下,要大胆地开展医疗新项目,持续不断地进行技术创新和引进。作为县级医院,在医疗技术引进方面,我们要善于跟跑,更要勇于领跑。因为新技术是临床学科直接发展的动力,也是帮助患者战胜病魔的最大功臣。科室和医生工作的根本目的是治病救人,在医疗实践中我们会遇到各种各样的问题和难题,这些问题和难题有待我们去研究解决。只有坚持科研与临床相结合,从临床中找课题,为患者做科研,科研才有方向,才能促进临床工作效率的提高,最终造福于患者。

临床科室是一个战斗团队,科室要树立团队意识,没有完美的个人,只有完美的团队。给病人服务就是一个接力赛跑,就像拓展训练时翻毕业墙一样。在一个科室内要亲如兄弟姊妹一般,要求医生护士同心协力,配合默契,相互协作。病人的康复是集体智慧的结晶,科室内只有团结协作才有干事创业的工作氛围。

科室年年在成长,科室年年在攀登,科室每步成长史也就是攀登史。一滴水可以反射出太阳的光辉,同样,从科室成长史也可以看出医院的发展史。

想要与同读本书的
读者交流分享?

微 信 扫 码

根据对话指引,加入本书

【基层神经外科医生三十年科研创新攀登录】群

2004 年外二科工作汇报

汇报人：郸城县人民医院外二科主任　王平振

尊敬的各位院领导、各位同事：

大家好！

岁月如梭，转眼间 2004 年已远离我们而去了。而过去的这一年对我们外二科来说是不平凡的一年。在辞旧迎新之际，我们外二科总结了一下工作上的成绩，查找了一些不足，以便在 2005 年的工作中更上一层楼。下面我就实事求是地从科内的业务收入、工作成就、护理质量、社会效益等方面总结一下，并向大家做一下汇报。不足之处，恳请大家批评指正。

1. 外二科的基本情况。

2004 年 3 月，新一届领导班子上任，大胆改革，锐意进取，重新调整及启用中层领导及学科带头人。外二科原来有三个专业，分别是：脑外、泌尿、烧伤。院领导研究决定将泌尿外科学科带头人钱志军调到外一科任科主任，泌尿外科在 2003 年占外二科业务收入 1/3 的专业在 2004 年已不复存在。外二科仅剩下 2 个专业，且烧伤专业因全国上下抓安全，大面积烧伤压床病人已经少得可怜。实际上，外二科仅剩下脑外一个"龙头"专业。脑外科专业是近几年才开展的一个新专业，希望院领导能多多关爱和呵护。

此外，科内专业人员较少，我科有处方权值班医生仅有 4 人，分别是我和杨胜利主任、刘卫华医生，以及从二楼调来的从事 4 年普外专业的刘秉柱医生。其余 4 位是于涛、杨光、赵然楚和张洋。他们没有获得处方权，不能独立值班。我们 4 个能独立值班的医生几乎连轴转，刘秉柱医生还要适应新专业及外二科新环境。

最后，我科床位少，特别是小房间少得可怜，大家可以看一看咱们的病房楼，东西两单元是不对称的，三楼外二科的病房是原来的小儿科的病房，仅有 28 张床位。西头的内一科、外一科、显外科均是 48 张床位的配置。单从小房间计算，外二科 2 个，西头科室分别是 8～10 个。

综上所述，外二科的科情特点为：专业少、人员少、床位少、基础差、科室成立时间短，与兄弟科室相比不在一个起跑线上。

（1）与兄弟科室在专业数量上的比较

外一科有胸外专业，肝胆外科，泌尿外科，小儿外科，肿瘤外科。

外二科有脑外专业，烧伤专科。

显外科有骨外专业，显外专业，手外专业。

（2）与兄弟科室在值班医生人数上的比较

外一科:8～10人。

外二科:3～4人。

显外科:7～9人。

（3）与兄弟科室床位数量上的比较

外一科:48张。

外二科:28张。

显外科:48张。

上述科内基本情况,决定了外二科维持科内18名工作人员的吃饭及生存的压力大,但我们外二科没有被困难吓倒,而是在困境中崛起,自加压力,虽然与兄弟外科不在同一起跑线上,但我们的信条是:在压力下求生存,在竞争中求发展。

2.团结拼搏,成绩辉煌。

外二科成立时间短、专业少、人员少,这是一个不争的事实。每天晨会交班时,我就不厌其烦地重复这样的科情,我们外二科只有将压力变动力,只有团结拼搏,只有苦干巧干、加班加点,只有充分激发全科室医护人员的敬业精神及工作热情,使每位职工都能为医院尽责,为患者尽责,全心全意为患者提供优质的服务,才能取得可喜的成绩。

为此,外二科医护人员团结协作,积极配合,群策群力,集思广益。如何发展好脑外科龙头专业,如何多吸引病人,如何与对手竞争,如何让就诊的患者满意,如何将脑外科专业尽快做大做强,在我县医疗市场中占有一席之地? 针对这些问题,科内达成共识:要发展外二科,医疗质量是科兴科衰的根本,狠抓医疗及护理服务质量不放松。拓宽脑外科及神经外科专业的深度与广度。并进一步强调:诊疗工作无小事,外科临床如战场,急诊病人抢救场面惊心动魄,需要医疗与护理人员有过硬的技术和本领,平时练得熟,战时用得好。

例如,大面积高血压脑出血,我们大胆进行大骨瓣手术治疗,术后出现呼吸不好,与麻醉科密切配合,在病房使用麻醉科的麻醉呼吸机,麻醉科与外二科医生护士团结协作,攻克难关,终于将近10名呼吸停止、生命垂危的病人救了回来。再例如,外二科医护人员密切合作,治疗重型颅脑损伤合并气管切开长时间昏迷的病人,使近5名被上级医院确诊为植物人的病人得到苏醒,在外二科获得了新生。然而在这些垂危病人救治的巨大系统工程中,医护人员克服了重重困难,长时间昏迷并卧床的病人容易得坠积性肺炎,护士们先雾化再加强翻身拍背,最后来研究哪几种雾化药物配伍可以治疗肺炎等。特护病人,护理人员24小时实行人性化呵护,全年没有发生一例褥疮,没有一起护理差错。

再例如,与骨科协作成功抢救一例脑干损伤伴四肢多发骨折的车祸病人。颅脑创伤以交通车祸伤为多,我们与交警队事故科建立良好的关系,以我们的诚信、热情周到的服务赢得了他们的认可,他们便主动给我们介绍脑外伤病人,我科医务人员又自觉学习了交通医学方面有关的专业知识。一年365个日日夜夜,外二科医务人员埋头苦干,汗水成就了辉煌。

下面的数据可以说明外二科一年来的成绩:2004年业务收入86.2209万元,较2003年收入56.9945万元增长近30万元。自己与自己的过去比收入增长喜人。与别的科室比,总收入位居全院13个临床科室之首。2004年增长率51.3%,2003年增长率9.6%,增长幅度提高40多个百分点。2004年科内住院人数579人,较2003年增加32人。门诊接诊人数为4506人,较2003年增加130人。治愈好转率95.8%,病历甲级率为98.3%,而这些成绩的取得是在比2003年少一个专业的前提下取得的(泌尿专业2003年占外二科1/3收入),比2003年有一个飞跃性的提高,这些成绩来之不易,这是外二科18名医务人员汗水的结晶,这是外二科全体人员团结拼搏、埋头苦干的具体表现。

3.社会效益、经济效益双丰收。

外二科不但取得了可喜可贺的业务收入,取得了良好的经济效益,而且还取得了较好的社会效益。尤其是在完成轰动全县的突发公共卫生事件的救治过程中,更展现了我院救死扶伤的能力和技术。2004年外二科在院领导的直接指挥下,在兄弟科室的通力配合协作下,完成了张完乡“7·30凶杀案”受害者的抢救任务,成功地完成了县委县政府交给我院的光荣而艰巨的任务。

同时又完成了“11·20钱店镇爆竹作坊爆炸安全事故”所致的大面积烧伤患者初步治疗及转诊任务。这两起突发公共卫生事件,不但是轰动全县的社会事件,同时又是一项政治任务。这两起事件在外二科的成功救治受到社会各界人士的一致赞扬,更大力弘扬了我院救死扶伤的高尚医德以及救死扶伤的精湛技术,受到了县委县政府的嘉奖以及患者家属的衷心感谢。最后,外二科又成功地救治了一位无主病人。

总而言之,2004年这一年来,外二科不怕条件差、专业少、基础差、困难多,我们变生存压力为动力,在压力中求生存,在竞争中求发展,通过科内团结拼搏,埋头苦干,取得了经济效益和社会效益的双丰收,成绩显著。

感谢院领导给我这次难得的机会,能将2004年工作成绩,总结汇报给大家。这样的述职总结评先汇报会,真正做到了“公开、公正、公平、重业绩、重贡献”的原则,希望院领导利用好奖惩机制激励先进,鞭策后进,评出风格,评出干劲,评出热情,在全院形成一个“人人争先进,科科争先进”的良好氛围,为在新的2005年使我院各项工作迈向新台阶,走向新辉煌。

4.结束语。

最后请让我引用全国优秀院长郭开同院长一段《热爱家园》诗歌来结束我本次汇报发言。

热爱家园,钟爱事业;救死扶伤,精技为民。如果感觉失望,我们可以离去;如果选择留下,医院就是我们的家园。我们的事业和生活将与医院密切相连。我们的一生将与医疗事业同呼吸共命运,我们要认同她,热爱她,珍惜她,为了她能够更好,我们需要忠诚、勤奋和奉献,无须要求、无须监督,自觉主动地做好每一件事。不抱怨过去,不抱怨环境,不抱怨她人,以我们厚德载物、自强不息的精神,以我们的信心、决心、齐心战胜一切困难,坚定不移地实现我们的理想。

热爱家园,咱们的郸城县人民医院,为了您的理想我们将义无反顾地永远向前。

2005 年外二科工作汇报

汇报人：郸城县人民医院外二科主任　王平振

尊敬的各位院领导、各位同事：

大家好！

一转眼，2005 年也已远去。在医院领导关怀指导下，外二科在 2005 年取得了不平凡的业绩，在辞旧迎新之际，我们外二科实事求是地做一下 2005 年工作总结，同时查找一下自己的缺点，以便在 2006 年的工作中，发扬优点，克服缺点，百尺竿头，更进一步。2005 年是我院历史上最激动人心的一年，是经济收入最高的一年，是病房条件及环境设施改造最好的一年。我院之所以有今日如此的辉煌，是医院领导班子带领全院职工努力拼搏、扎实奋斗的结果，是医院领导班子胆识、智慧、汗水的结晶。我院被上级同仁赞为"县级医院的排头兵，豫东医疗界的一枝花，百姓放心的好医院，二甲医院的好典范"。

1. 经济效益名列前茅，2005 年业务收入近百万。

外二科 2004 年度在专业少、人员少、成立晚、基础差的情况下，努力工作，取得了骄人成绩，年业务收入达 86 万元。2005 年度经过全科医护人员努力拼搏，锐意进取，年业务收入达到 96 万元。外二科业务收入在全院临床科室中总收入排名第三，在外科系统中收入排名第二。业务收入较去年增长 10 万，处方书写合格率为 98.8%，药品收入不超标，住院病历书写甲级率为 98.6%，手术前后诊断符合率为 98%，院内感染发生率小于 1.3%，病房使用率位居全院第二。在 2005 年度增收过程中，始终考虑不忘节约这一环。2005 年度我科应消耗材料为 67194 元，而实际仅消耗材料为 63136 元，给医院及科室节约开支为 4058 元，消耗为负增长。确实达到了医院年初制定的增收节支两个目标的实现。

2. 刻意提高医疗技术，与兄弟科室联手，发挥综合优势，取得可喜的成绩。

医疗市场的竞争，归根结底是医疗技术水平高低的竞争，作为医生不掌握精良的技术，病人可能弃你而去，医疗技术的竞争是最残酷也是最公平的，谁先掌握先进的医疗技术，谁就能在竞争中处于主动权，因此刻意持续提高科室及医务人员的技术水平是临床科室的头等大事。古代先哲曾说："大才非学无成。"只有自觉刻苦地学习和钻研医疗科学技术，并多实践、多思考才能不断提高医疗技术水平，才能成为为病人服务的"大才"。大才只有专才没有全才，也就是说只有精良的专科医生，不可能有精良的全科医生，人的精力和时间是有限的。然而在实际医疗工作中，就诊的病人大部分患有跨专业多学科疾病。比如我会做开颅手术，但我不会治疗眼球。基于这一点，我们科在临床实际工作中遇到了许多复合外伤跨专业的病人，我们与兄弟科室联手，发挥我院综合拳头的优势，以精良高超的技术，让病人获得了满意的治疗效果,得到了社会的认可及上级领导的嘉奖。

在这里我简单地举几个病人的例子:一是县纪律检查委员会某干部骑摩托车摔伤头部,入住我科,颅脑CT检查诊断为脑挫裂伤及蛛网膜下腔出血,合并左锁骨粉碎性骨折及右耳乳突骨折右侧面瘫。在脑外治疗昏迷清醒生命平稳后,有骨科宋敬忠主任行左锁骨粉碎性骨折切开复位重建钢板内固定术,随后耳鼻喉科李成光主任和神经内科张卉田医生会诊后制订出最佳治疗外伤性右侧面瘫药物方案。经过一个多月的多学科综合治疗,病人健康出院,病人出院时竖起大拇指夸赞我院。还有一例,头部被打成复合伤的我县地税局某职工,颅脑损伤合并左颧骨及左下颌骨骨折,在颅脑损伤治疗好转的情况下与口腔科刁文献主任会诊,与上级专家合作,住院7天后,行左颧骨切开复位内固定术,使病人在脑伤恢复的情况下,不会因左颧骨骨折未及时治疗影响张口吃饭。有些复合伤病人,我们与眼、耳、口腔、骨科、普外等专科医生轮番上台手术,为的是让病人在我院得到满意的恢复。

2005年10月上海广电集团的某领导,是我县城关镇人,其母年约80岁高龄,因患脑室出血入住我院内一科,3天后出现病危,家属立即给他打电话,尽快回来准备后事。他风尘仆仆从上海赶回来,立即找到县委黄书记,说这次回家乡,主要是尽一下儿子的孝心,要求其母在我县能得到最好的治疗,想让母亲多活几年,黄书记立即赶到我院,在内一科的办公室里,在黄书记的亲自主持下,朱院长、杨院长的领导下,由内一科于建主任、杨雨旺主任、省人民医院神经内科冯周琴主任,郑大一附院脑外科常近乐教授共同会诊,患者因脑室出血引起急性梗阻性脑积水,内科保守治疗无望,只有采取外科手术才有生还的可能,最后在家属的同意下,急诊行脑外腹腔分流术,术后病人由内一科转入外二科。在于建主任、杨雨旺主任及内一护理人员与我科医护人员共同努力下,病人终于健康出院,杨老太太在我院的成功救治,受到了县委、县政府领导的高度赞扬,极大地宣扬了我院救死扶伤的精湛技术,极大地弘扬了我院的高尚医德。2005年度,我科又完成了两起突发公共卫生工厂粉尘爆炸事件病人的救治。

3.提升医疗质量,2005年度外二科零纠纷零差错。

控制及提升医疗服务质量常抓不懈,将医疗安全作为临床科室的头等大事。外二科在2005年度,始终抓住这个中心不放松。医疗质量及医疗安全是科兴科衰的大事。正如朱院长所说:"一旦出现医疗纠纷及差错将给院科两级领导及全院职工造成严重的心理创伤。"2005年度外二科要求医护人员不但人人按照(医疗及护理)规范及技术规程进行认真细致的工作。还要从以下三方面加强管理。

第一,做到从服务态度上强调。

大部分医疗纠纷可能由小的服务态度引起。小到"一句话""一次穿刺"都可能引起不理解,因此,要求医护人员对病人要高度耐心、细心,做好解释工作,只有做好解释到位无误解,才能使病人与医生护士之间达到心与心的沟通,病人才乐意配合我们的治疗工作。我们科的口号是"哪怕是饭不吃,觉不睡,也要给病人做好解释工作"。

第二，做好严抓医疗质量关。

在落实好"三首负责制、三级查房制、手术分级管理制度"等核心制度情况下，根据我科脑外及烧伤病人大部分是急诊病人的特点，将病人分为"轻、中、重"三种类型。根据不同类型的病人，选择恰当的医生管床治疗，"分级管床""分病施管"，使病人都能在我科享受到学科最优秀的服务，这样做更能保证医疗质量。只有急危重病人得到满意治疗，病人疗效越好和满意，则这个专业在社会上更具有竞争力。否则，会影响医疗质量，从长远上看可葬送一个专业在社会上的竞争力，很难使这个专业做大做强。因此，医疗质量及病人满意度是每个临床专业的头等大事。"分级管床""分病施管"，是我科为了提高医疗质量，避免医疗纠纷，在实际工作中探索出的行之有效的方法。

第三，为了提升医疗质量，防范医疗风险，我们在实际工作中坚持做到一般性与特殊性、重点与非重点、灵活性与原则性相结合的原则。

临床工作无小事，每一个病人在治疗过程中是一个巨大的系统工程。每个医生与护士都是这个工程的建筑工人。在工作中需要分工衔接及协作，如果某一个流程出现衔接不良，就可能出现差错及纠纷。重视每一个病人治疗流程中衔接与配合，是避免纠纷的重要一环。一般性与特殊性结合原则是指在实际工作中来了一个"无主病人"，这样病人具有特殊性，与一般有家属的病人处理不一样，要特殊问题特殊对待。灵活性与原则性相结合，是在治疗病人的时候，每个病人是具有丰富心理活动的社会人，治疗病人避免太机械化、形式化的处理，做到灵活性与原则性相结合。2005年外二科之所以全年度无纠纷无差错，与我科在实际工作中加强注意上述三点有很大的关系。

4. 社会效益好，竞争势头高，专家带动路子妙。

我国目前处于社会主义市场经济阶段，市场经济主要特点是引入竞争机制。各行各业都处于竞争的大潮中，医疗单位也不能游离于市场经济大潮之外。哪家医院的社会效益好，竞争力就强。基于这一点，我科在保证医疗质量前提下，重视社会效益及社会声誉的提高。第一，打好服务战，做到人性化服务及亲情化服务，与病人交朋友，提高我院在社会的知名度及大众知晓率。第二，打好价格战，价格竞争是医院竞争重要的一步，在保证医疗质量的前提下，降低医疗服务价格，使病人满意，注重科室的长远利益，尤其搬迁到新病房楼以后，更注重医疗价格战。第三，打好"比较意识战"，何谓比较意识战？就是从别的医院转入我院这群特殊病人。我科做到更优质及更亲情化的服务。有比较才有区别。等这群特殊病人康复出院后，他们自己通过比较会觉得还是我院服务态度好，技术高，转院没白转，会大力宣传我院。这样能更快提高我院的社会声誉，更快提升我院的竞争力。这一点我在我们科每天都强调。第四，走专家带动路子更能提升我科社会声誉。2005年外二科聘请河南医科大学第一附属医院神经外科常近乐教授，每周四、五来我科坐诊手术。近一年来，常近乐教授带领外二科开展近30台高难度脑外科手术，有些则填补了我县及我区脑外科手术史上的空白。其中为年龄高达80岁的病人开展颅脑手术并顺利成功，受到县委县政府的高度赞扬。极大地提高了我科及我院在社会上的知名度，取得了良好的社会效益。常教授言传身教，等于我们一个科的同志外出进修学习，我们医生不但"吃到了鱼"，更重要的是学到了"捕鱼的方法"。走专家带动路子妙，这步棋高，是借梯登高、借船出海的好办法。2005年我科走专家带动路子，经济效益及社会效益双丰收。提升了我科在社会上的竞争力。是值得坚持下去的一条好路子。

5.护理工作上台阶，专科护理结硕果。

外二科护理工作在2005年取得了令人激动的成绩，外二科收治了大部分为脑外昏迷病人及大面积烧伤病人，昏迷时间长的病人大部分要做气管切开术，昏迷病人的确是三分治疗，七分护理。如果昏迷病人一个体位卧床两个小时以上，不及时翻身，会形成褥疮，一年365年日日夜夜，近百名昏迷病人，没有发生一例褥疮。可以想象我们的护理人员是多么的负责任。樊素兰护士长带领护士们刻苦钻研专科护理，在临床实际中克服了一个又一个难关。比如，给气管切开合并昏迷病人下鼻饲胃管就是一个难题，护士长与护士们反复练习，查找国内外文献，终于克服了这道难关，找到了给昏迷合并气管切开的病人下胃管的好方法。总之，2005年度，外二科护理工作上台阶，专科护理结硕果。

最后，2005年外二科经过全科20名医护人员一年来的努力拼搏，经济效益近百万，社会效益好、竞争势头高，专家带动路子妙，借梯登高结硕果。2006年外二科决心再铸辉煌。

2006 年外二科工作汇报

汇报人:郸城县人民医院外二科主任　王平振

尊敬的各位院领导、各位同事:

大家好!

不平凡的 2006 年已离我们远去,在过去的这一年,我们外二科在院领导正确领导下,我与护士长带领全科医护人员精诚团结、努力拼搏,克服了重重困难,取得了可喜可贺的成绩。在一年一度业绩汇报总结演讲中,我实事求是地回顾一下自己一年来的工作情况和感悟。不当之处,敬请各位在座领导及同仁批评指正。

1. 正确面对外科再次重组专业减少的新问题。

2006 年对外二科来说,也是历史上值得记忆的一年,外科再次分科重组,外二科仅剩下一个专业,这一年对作为科主任的我来说,是一种心理上及意志上的考验。因为我院外科分科多、专业细、在全区数一数二,外科竞争大于内科竞争,外科各专业组之间竞争更加激烈,外二科仅剩下一个神经外科专业,没有其他专业来帮忙,外二科还能生存吗? 分析我科形势,医生越来越少且年轻化,经验少,人员少,科室成立晚,基础差,工作量大,我当时心里也没有把握,但是我想,作为科主任要充满信心,人在关键时候,两个方面不能倒:一是身体不能倒,二是意志更不能倒。要充满自信心,科兴我荣、科衰我耻。作为科主任学科带头人,我要与科室共荣辱,不能退缩,要义无反顾地带领全科医护人员继续为医院总体目标而奋斗。不努力科室很快就会衰败。前面越艰难,越要坚持住,只争朝夕,迎着困难上,不能退缩,才是新时期好男儿。

2. 做好学科带头人,开展新项目,尽快提升科内核心竞争力。

没有其他专业可以帮忙,摆在我们面前仅有华山一条路,必须做强神经外科领先技术,开展神经外科手术新项目,才是外二科兴旺不衰的关键,只有做大做强神经外科,才能尽快提升外二科核心竞争力。为此,在省级专家指导下,我大胆锁定病人,病人不了解我们,我们耐心做心理沟通。需要到外院做磁共振三维立体成像检查,我让年轻医生陪同。没有专业设备器械,争取领导大力支持。为了开展新项目,我们科医护人员全动员,通过 2006 年一年的努力,我带领全科医护人员开展了 6 项手术新项目、新手术,开展成功率达 100%。每项手术成功都包含着我科医护人员的智慧、心血和汗水。

3. 人员少,工作量大,加班加点做好传帮带。

尽快培养年轻医生,提升科室团队整体实力。外二科在 2006 年度,出现科内人员少,高年资医生更少的情况。医生年轻化,经验少,但科内工作量大,这时,需要科主任有奉献精神,有以科为家的精神。我科以神经外科专业为主,该专业特点决定了其面临着大量急危重病人和复杂的医疗环境,有些脑疝病人抢救手术分秒必争,来不得半点迟疑,不论白天晚上、班上班下、风天雨天,科内年轻医生请我会诊和手术,我决不迟疑,有时干脆就休息在值班室内,不回家是常事。这几年由于工作上高度紧张,我得了高血压病,口袋里装着硝苯地平降压片,为的是既不耽误看病人,又能按时服药,通过一年来对科内年轻医生传帮带作用,年轻医生成长很快,刘卫华、刘秉柱两位医师已经能独立做开颅手术,看到他们的进步,我甚感欣慰。

4. 培养科内团队精神、竞争意识,增强科室长远竞争力。

团队精神就像一队南飞的燕,成员之间互相帮助、共同成长。科主任应带头遵守团队利益,并要求科内医护人员应识大局、顾大体,工作上要看是否符合医院和科室团队利益,了解目前医疗市场引入的竞争机制,另外还需要积极主动富有竞争和团队协作精神,即狼的特性。不能安于现状,缺乏群体合作精神即羊的特性。并强调人的成功20%靠的是专业知识技术(智商),80%是靠的沟通合作能力(情商)。

西方成功人士认为:智商高、情商也高的人,春风得意;智商不高,情商高的人,贵人相助;智商高、情商不高的人,怀才不遇;智商不高、情商也不高的人,一事无成。做医生不但需要高智商,更需要高情商及温馨的人文关怀。只有具备这些素质,才能称得起合格的新时代医生。另外,需让科室医护人员了解没有医院科室的整体利益,就没有个人利益,个人利益与医院、科室利益是相互依存的。为了维护科内整体利益,要求科内医护人员在发扬团队协作精神的基础上,做到四点:忠诚、勇敢、服从、完成。

5. 正确把握自我,换位思考,正确使用权力,追求科室和谐。

2006年作为科主任、学科带头人,我认为科室内团结和谐最重要,科室只有和谐团结才有战斗力,否则,专于内耗,一事无成。首先治理好科室小环境,管好科室首先要求科主任有公心,自己身先正,才能起到模范带头作用。让权力为医院及科室谋利益,做事先做人,正人先正己;其次有爱心,职工遇到困难,关心体贴,排忧解难。出现矛盾,以疏导为主,然后达到理解尊重,宽容信任,最后做到诚恳交流,理解沟通,以便达到科内和谐。家和万事兴,科和好运来。

2006年我与护士长带领全科人员在院领导正确领导下克服重重困难,在专业少、人员少,科室成立晚、基础差,外科ICU成立、重病人分流等多种因素影响下,外二科2006年全年业务收入达114万元,位居全院13个临床科室之首,较去年的96万元增长了18万元。这些成绩的取得,的确是不容易的,成绩只能代表过去汗水及心血的付出,我们要总结成绩,戒骄戒躁,展望2007年,带领外二科近20名医护人员,继续努力拼搏,再创新辉煌。

2007 年外二科工作汇报

汇报人：郸城县人民医院外二科主任　王平振

尊敬的各位院领导、各位同事：

大家好！

2007 年，在以杨院长为首的领导班子的关怀与指导下，外二科取得了不平凡的成绩。在辞旧迎新之际，我们外二科实事求是做一下年终总结，以便在 2008 年的工作中，发扬优点，克服缺点，百尺竿头，更进一步。

1. 业务收入成绩喜人，仍位于全院临床科室业务收入之首。

外二科作为县医院临床科室，在今年"廉医、诚信、为民"活动中，始终将社会效益放在首位，但仍不忘记增加收入以及提高病人服务的质量。全科医务人员努力工作，心往一处想，劲往一处使。取得了外二科 2007 年总收入为 116 万元的好成绩。仍然处于全院临床科室业务收入第一名。这样好成绩的取得，着实不容易，是全科医务人员一年来勤奋工作的汗水换来的。但是在 2007 年增收的过程中，始终不能忽略节约资源这一环。外二科全年消耗材料负增长，确实达到了医院年初规定的增收节支两个目标。

2. 打造医患和谐的服务能力，完成年初医院制定平安科室的目标。提升医疗护理质量。2007 年底，外二科医疗护理零差错，年终质量管理年检查评比中医护两者扬院威。

2007 年年初，院长将医院医疗安全作为医院及临床科室的头等大事。外二科在这一年里，响应医院领导的号召及指示，把科室内安全当成科室内的头等大事来抓。年年讲，月月讲，天天讲，始终抓住这个中心不放松，使医生护士心中这根弦不能有丝毫的放松，并强调，对于临床科室来说，没有安全平安就没有一切。医疗及护理质量及安全是科兴科衰的大事，一旦出现医疗纠纷及差错将给院科两级领导及全院职工造成心理创伤，也是较为严重的事件。2007 年外二科以年终医院质量管理年检查为契机，狠抓医疗及护理质量不放松。首先，科内严抓医疗护理质量关，在落实好医护核心制度的基础上，"强调临床工作无小事，脑外科临床如战场"这个理念。并强调在临床实际工作中自己多"悟"，只有在"干"中"悟"，才能真正掌握好操作规程，只有按技术操作规程进行认真细致的工作，才能避免在临床实际工作中出现差错及纠纷。外二科工作人员在这一年来，不但是这样说的，更是这样做的，平时操作训练有素，检查时发挥不慌，最终在年终医院质量管理年检查评比中，外二科医护人员双双大显身手，受到省地专家组的一致赞扬，为我院争了光，扬了威。

作为临床科室，要打造平安科室，最终达到医患和谐。要想达到医患双方的和谐,就得提升科室营造医患和谐的服务能力。作为临床科室,我们的服务对象是病人,是一群有机体疾患甚至心理疾患的特殊人群。这群人在医院里心情可能比较焦虑无助,渴求平等、关爱、沟通、交流、以心换心。因此,科室要求每位医护人员对待每一位患者就像对待自己的家人一样,从服务态度上做到位,给予较多的人文关怀。服务态度不是小事,而是事关科室内安全的大事,大部分医疗纠纷均是从小的服务态度引起的。小到"一句话""一次穿刺",都可能会引起不理解,因此,要求医护人员对病人要有高度的耐心,要细心做好解释,因为只有做好解释工作,才能使病人与医生、护士之间进行心与心之间的沟通,如此病人才能满意,才能更好地配合我们的治疗及护理工作。医护人员要与病人家属像一个战壕的战友,去共同面对病人身上的病魔这个共同的敌人,绝不能让医护人员变成病人及家属的敌人。由于医患的和谐,外二科全年零差错,实现了平安科室的目标,为2007年平安医院总体目标的实现贡献了我们的全部力量。

3. 2007年,外二科业务上精益求精,技术上敢为人先,做强了领先技术开展新项目,持续提升了科室长远核心竞争力。

医院及专业临床科室的职责是救死扶伤,解除病人的痛苦。病人到医院的最终目的也是解除病痛。因此,一个医院专业临床科室的医疗技术水平是社会竞争的核心竞争力。医疗市场的竞争,归根结底就是医疗技术水平高低的竞争,作为医生不掌握精良高超的技术,就不能给病人解除病痛,病人就可能离你而去。医疗市场的竞争,是最残酷的也是最公平的,谁先掌握先进的医疗技术,谁就可能在竞争中拥有主动权。所以,提高科室医务人员的技术是临床科室的首要大事,临床科室只有理清思路,抓住这个关键,才更有助于科室的发展。一年来,外二科积极开展神经外科新业务新技术,同时,我们继续实施了去年专家带动的战略。在上级专家指导下,开展了科室专业的新项目,做强领先技术。只有将神经外科专业技术深化提高,增加手术项目,才能尽快提升科室核心竞争力。一年来,外二科在院领导的大力支持,常教授的亲自指导,以及手术室的密切配合下,克服了工作中的重重困难,开展了6项新手术项目,分别是:①小骨窗显微手术治疗高血压脑出血术;②左右双开瓣治疗双侧急性硬膜下血肿术;③左右钻孔治疗老年双侧慢性硬膜下血肿术;④深部冷光源照明直视下儿童血管畸形破裂颅内血肿清除术;⑤脑室腹腔分流术治疗脑积水;⑥尿激酶脑室内灌注治疗重度脑室出血术。这些手术的开展,满足了不同层次不同病种的病人需求,使科室的社会效益及经济效益双丰收。增强了科室核心竞争力。

4. 护理工作上台阶,专科护理结硕果。

2007年外二科护理工作取得了令人赞叹的成绩,也是护理工作承前启后变化最大的一年。因为2007年年初,接医院护理部的部署,护士长及护理人员进行了大调换,我科由内二科巴凤灵护士长及小儿科张瑞副护士长来负责我科护理工作。来到我科后,全科医生当时的确心里不放心,不踏实。她们俩以前分别从事不同专业的护理,调到外二科后能否尽快熟练掌握神经外科专业护理知识及技能,能尽快适应新科室新环境的工作要求吗?全科医生及主任鼓励并要求她们充满自信,尽快转变角色,努力学习神经外科专业护理知识及技能,以尽快适应工作。两名护士长不负科室众望,从一点一滴学习,甘当小学生,很快充实了神经外科专业的护理知识,转变了角色,适应了新环境,熟练掌握了神经外科专业护理工作及技能。外二科收治的大部分病人为昏迷脑外伤,这些病人需要三分治疗七分护理。一年365 个日日夜夜,近百名昏迷病人的护理工作,没有出现一例褥疮,真是一个了不起的成绩。为了迎接年终医院质量管理年检查评比验收,我科巴凤灵、张瑞护士长带领全科护士以医院大局为重,舍小家为大家,大干 20 天,全科护士没有一个人休息,有的带病坚持工作,检查前三天三夜,两位护士长均在病房内度过,大家看在眼里,感动到心里,真是功夫不负有心人,通过全科护理人员的共同努力,外二科在年终质量管理年验收评比中,交出了满意的答卷,给我院争了光。

5. 2008 年新的一年外二科工作新打算。

2008 年,外二科决心开展新项目,微创显微化是当前神经外科专业发展的方向,微创是 21 世纪外科发展的新潮流。2008 年,外二科请院领导加大支持力度及投资力度,上一些高科技含量的手术设备,使神经外科的技术向更深、更广的方向发展。俗话说:"工欲善其事,必先利其器。"因此,首先在这里请求院领导,资助购买脑外科使用手术显微镜(8 万~10 万元),以便我们利用显微外科技术进行脑内血肿肿瘤显微切除及止血术,提高病人治愈率及生存率,增强科室长远核心竞争力,使技术处于本区域领导地位。其次,普通脑外设备陈旧落后,这已成了阻碍外二科发展的瓶颈,也希望院领导能够尽快解决。外二科企盼院领导像 2007 年开展微创外科那样,重视外二科技术的发展及设备更新。

以上为 2007 年度外二科工作总结,若有不足及不当之处,恳请院领导及同仁批评指正。

2008年外二科工作汇报

汇报人：郸城县人民医院外二科主任　王平振

尊敬的各位院领导、各位同事：

　　大家好！

　　2008年，对中国来说，是极不平凡的一年。然而，在座的各位，你可知道，2008年对郸城县人民医院来说，也是一个大写特写的一年。是建院史上收获最大的一年，是跨越式追赶发展最快的一年。这一年对郸城县人民医院来说，喜事连连，经济效益与社会效益获得了双丰收，这些成绩的取得，是我院新一届领导班子带领全院职工努力拼搏的结果，辉煌的成绩背后，凝聚着"吨级"心血和汗水。

　　以杨院长为首的朝气蓬勃的领导班子，在2008年度里，未雨绸缪、高瞻远瞩，践行科学发展观，并牢牢抓住县医院发展这个中心不动摇，继续书写着县医院的新辉煌。尤其是在牛年春节大喜的日子里，杨院长带领班子成员，发扬深圳拓荒般的那股干劲和精神，带病到周口、郑州，为医院美好的明天继续奔走操劳，全院职工看在眼里，疼在心里，从心底里感谢我们的掌舵人。你们为了县医院的明天，为了全体职工的生存和发展，真真切切地做到了殚精竭虑，呕心沥血，你们是当代真正的科学发展观的践行者，你们是当之无愧的2008年县医院"精英团队"！

　　在这里，请允许我代表外二科20名医护人员，向一如既往地关心呵护我们外二科的医院全体领导班子成员、各职能科长及兄弟临床科室的同仁，表示深深的谢意，没有你们的关心和支持，就没有我们今天外二科的成绩（鞠躬）。

　　下面我向大家汇报一下2008年外二科的工作成绩。

　　1.外二科2008年取得了良好的社会效益，得到病人送的锦旗近80面。经济收入达148万元，位居全院14个临床科室第二名。送锦旗的场面，已成为2008年度县医院一个亮丽的风景线。

　　外二科从2000年春天成立到今天已经有8个年头了，外二科从2004至2007年连续3年相继分走了泌尿、烧伤、ICU，外二科变成了名副其实的神经外科（脑外科）。2008年外二科仅有一个专业，加之新农合政策对我科受惠不大，脑肿瘤慢诊手术起步也较晚，外出进修人员超过两个，但全科医护人员依然努力拼搏，克服了难以想象的困难，取得了经济收入148万元，位居全院14个临床科室第二名。

　　今年与2007年的收入118万元相比，增长了30万元，增幅为25.42%。如果算上外二科在ICU收入的10万元，2008年的年收入就是158万元，较去年增长40万元，2008年外二科实际上增幅为33.9%。病房共收治1014个病人，较去年808个病人，增加206个病人，增幅为25.5%。床位使用率88.8%，较去年的70.4%，增幅为18.4%。病历甲级率为99.6%。耗材在2007年3.5%的基础上下降到

3.4%,呈负增长,完成了年初制定的目标。

外二科在注重经济效益增长的同时,落实医院服务立院的宗旨,着力提高医护人员的服务技巧和服务能力,重视人文关怀,大大提高了患者的满意度。2008年外二科获得的锦旗近80面,位居全院第一,给我院争了光,提高了我院在社会上的美誉,锦旗多是外二科医患和谐的有力佐证。

2. 建立和谐医患关系,打造平安科室。

2008年外二科根据科室特点、病人及家属心理特点进行分析,对于危重病人通过手术治疗恢复的病人,住院期间病人的家属一般都是感谢医院的,一般不会引起医疗纠纷。关键是那些重型颅脑损伤和大量脑出血的病人,通过药物或手术治疗恢复差的或花了大量医疗费而死亡的病人,这部分病人是科室的最大隐患,因家属情绪不好,或因服务环节中的一些瑕疵,可能导致医疗纠纷,一旦医疗纠纷发生,家属就以"死了不抬"来要挟医院。

因此,如何让这批病人走出医院,就是外二科最大难题和挑战,我们从世界上著名的二八原则得到启示,认为20%重病病人决定了科室80%的收入,因此,科室医护人员要花80%的精力投入20%重病病人的抢救,一旦发现恢复差的危重病人,对这种病人发出红色警示,全科防范,管床医生蹲守。对这种病人出院时,更要启动特殊的出院"绿色通道",严禁出院时补这补那,缺这缺那,因小失大,这对当班护士最为重要。

通过近几年的管理,外二科逐渐认识到服务态度和服务技巧是医疗纠纷的防护墙。作为临床科室我们的服务对象是病人,是一群有机体疾患甚至心理疾患的特殊"社会人"。全球60亿人,个体可能显得微不足道,但对于其生活环境来说,个体却有着非常重要的社会角色。其不单单是一个病人,也是一个富有各种情感的社会人。因此,医护人员不仅要治病,也要给予病人情感上的抚慰,使病人的身体和心理都有一个较好的恢复。

医护人员是人们眼中的白衣天使,若要想在工作中顺利飞翔,需要两只翅膀,这两只翅膀分别代表是"技术"和"沟通能力、服务技巧",两者缺一不可。要求医护人员在临床医护实践中,不但要刻意提高医疗护理技术,还要提高自己的语言沟通能力和服务技巧,只有这两种能力提高了,才能成为一名合格的21世纪的白衣天使。

西方医学之父希波克拉底说过,医生有三大法宝:"语言、药片、手术刀。"临床实践也证明语言是非常重要的法宝,语言的力量有时可以占到一半以上的作用,医护人员的语言有强大的心理暗示作用,其正面解释和反面效应能极大地影响病人的心情和病情,有时能达到对病人刻骨铭心或"四两拨千斤"的效果,这就是医护人员给病人服务过程中沟通能力和服务技巧的作用。

综上所述,2008年外二科真真切切地认识到科内医疗安全重于泰山,打造平安科室一刻都不能放松,并认真分析科内医疗服务环节中的薄弱点,找准科室和难题的关键点或突破口,根据世界上二八法则,重点防范,启动特殊的出院"绿色通道",并逐渐认识到服务态度和技巧是医疗纠纷的防护墙,这也是外二科 2008 年度达到零纠纷零差错零投诉的原因。

3. 2008 年外二科业务上精益求精,技术上敢为人先,刻意做强领先技术开展新项目,持续提升科室长远核心竞争力,具体践行科技兴院的理念和宗旨。

由于近年医疗技术的同质化趋势加深,神经外科新技术不断涌现,治疗上更趋于规范化、循证化,我们的竞争对手也在不断提升自己的技术。为此,我科医护人员刻苦钻研业务,努力学习,力将科室打造成为学习型科室。目前知识经济时代,学习能力的强弱是竞争的重要因素,学习本专业领先技术和先进知识的能力,是占领技术制高点的关键。

此外,我科在开展新业务的同时,不断总结经验,积极地撰写论文。2008 年外二科共发表国家论文 5 篇,圆满完成了年初制定的目标。

4. 常抓科室的学习不放松,做好中层领导培训师和教练的角色,争做学习型科室的先锋,抓管理与讲学习两手并重,以求达到科内和谐,逐步打造成一个执行力强的优秀团队。

作为中层领导,既要去提高医疗技术和服务病人的能力,还要逐步去学管理、会管理、善管理,管理工作无小事。何谓管理,院长说,一是管人,二是理事。通过近几年管理,我们科管人较难,然而人的问题是一切问题中的最关键最核心的问题。每个人的想法、习惯、方法都不尽相同,更重要的是每个人都有自尊心。在管理上,第一,应做到多表扬少批评,尤其是在众人面前更要少批评、斥责员工,也就是人常说的"扬善于公堂,规劝于暗室",要想让员工向哪个方面发展,就向哪个方面进行表扬,正如有个知名教育专家说,"好学生就是表扬出来的"。第二,人都有一定的惰性,平时科室要达到惯性运作,平心而论,真是难上加难。人虽然是万物之灵,但仍存在着许多劣根性:懒、拖沓、坏习惯、无知、恐惧等。科室主任如果遇到迟到、早退、无组织、无纪律等情况放任不管,怕得罪人,就会出现"针尖大的窟窿,斗大的风"这样的局面,科室就会如一盘散沙,科不成科。纪律是执行工作的保证,没有规矩不能成方圆。纪律是完成工作的底线,良好习惯的形成对工作、对终生都是有益的。第三,打造学习型科室,没有良好的学习习惯很难胜任目前日新月异的医疗技术工作。对医护人员来说,培养终生学习,终生实践的理念,并且树立起这样的信条是十分重要的。2008 年外二科分三块进行定期科室全员培训,我科利用先进的多媒体培训方式,定期地进行培训,包括医德医风名医风范、核心制度、医疗先进技术。在这里我特别强调 2008 年是人民的好医生周礼荣来郸城工作五十周年,在此以周老先进事迹为素材进行培训,教育科内员工,希望大家能以之为榜样。最后,对科内工作人员进行团队教育培训,比尔·盖茨说"小成功靠个人,大成功靠团队",常提木桶理论教育大家,团队至上,互信互助,争做科室的长板,不做科室的短板。

健康所系,性命相托,危重病人,三分治疗,七分护理。一年来,我要感谢外二科以巴凤灵为首的护理团队、SICU 以王娟为首的护理团队。一年来,她们默默付出,与外二科医生精诚团结,兢兢业业,任劳任怨,她们日夜在没有硝烟的战场上与死神搏斗,她们的行动践行了南丁格尔的宗旨。外二科的成绩有你们的心血和付出,你们是外二科的功臣。

总之,虽然外二科在 2008 年取得了可喜可贺的成绩,但仍存在着这样或那样的缺点和不足。展望新的 2009 年,我们外二科决心在院长的领导下,本着"服务立院,科技兴院"的宗旨,发扬爱科爱院的精神,克服缺点,力争 2009 年百尺竿头,更进一步。

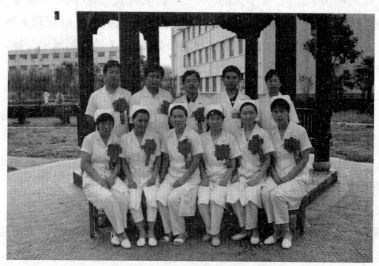

2008 年外二科全体医护人员获得标杆科室合影

2009 年外二科工作汇报

汇报人：郸城县人民医院外二科主任　王平振

尊敬的各位院领导、各位同事：

大家好！

2009 年对中国来说，是不平凡的一年，是新中国成立 60 周年。稳定和谐是国家发展的主旋律，而对于郸城县人民医院来说，也是建院史上收获最大的一年，全院经济收入上亿元，实现了医院三年规划之中 2009 年关键年的既定目标。

下面对外二科 2009 年的工作进行总结。

1. 业绩汇报展示。

2009 年外二科全年收入 250 多万元，较去年医院业务收入 148 万元相比，增幅为 102 万元，增长率 68.9%。病床住院人数为 1449 人，较去年 1015 人相比，增幅为 434 人，增长率为 42.8%。2009 年手术工作量较 2008 年相比，增长率为 39.7%，药品比例位居外科系统前三名。

比较后的体会：

（1）通过比较可以看出自己的进步和不足以及自己的位次，以此可以更好地确定来年的努力方向。

（2）人类所有的成功都是坚持的结果，人类所有的创造都是坚持的作用，人类所有的竞技都是坚持的较量。坚持见证自信，坚持凝聚积累。

（3）下面以一首诗来表达一点体会：

英雄不问出处，思路决定出路；

环境不论优劣，态度决定高度；

起点不分高低，责任决定业绩；

年龄不管大小，有为决定有位；

能力不讲强弱，努力决定收获；

落实不问条件，执著决定成就；

工作不谈价钱，实干决定实惠；

处事不计名利，习惯决定命运。

2. 安全平安科室展示。

临床科室是医院一线治病救人的前沿阵地，西方有个著名的医院管理专家说："临床上常说没事，就会有事；常怕有事，就会没事。疏忽是'内奸'，大意是'祸根'，魔鬼往往总在细节中。"本段话的意思是说：常说没事，内心就会充斥不会出事的想法，于是疏忽大意，冒失蛮干，问题就出现了。而常怕有事，就会更加细致认真，唯恐出现任何差错，这样一来，反而就会没事了。

首先，临床科主任，是科室的核心，不但要精专业，更要会管理，善管理。"一个人行不算行，全科行才算行"，临床科室主任的一个重要责任就是保证科室不出事或少出事，因为对临床科室来说，"没有安全平安就没有一切，规避了风险等于增加了科室收入"，临床科室管理重点就是向安全倾斜，向平安靠拢。

其次，中层领导要有一颗感恩医院、忠诚于医院之心，感恩医院领导给我们平台施展才华，但感恩忠诚重要的不是口头上表达，而是在行动上回报。杨院长经常强调，做好本职工作、尽职尽责就是最大的忠诚，有了感恩忠诚之心，才会产生强烈的责任心，才能更好地奉献自己。

若管理上缺乏经验，就要多学习多思考多请教，用脑用心用智慧去学管理，学习国内外先进的管理经验，还要结合我们县城的工作实际，实行过程管理，较真管理，角色管理，问题源头管理。其中，何为"较真"管理呢？如核心制度是临床工作中可以规避风险的法宝，可是核心制度贴在墙上、说在嘴上，就是不落实在临床实际工作行动上，要想落实到位，必须"较真"管理，严字当头，外科手术是外科室控制安全平安的"关键过程点"，必须手术前控制。

卫计委2009年5月1日根据基层医院"职技不行胆量行，天大手术也敢动"的弊端，重新颁布实施了外科手术分级管理制度。通过认真分析，这项制度是控制外科手术安全的关键点和突破口，外二科率先在我院制定和落实了《神经外科手术资格准入及手术分级管理暂行规定》，事虽小，勿擅为，给病人做手术是人命关天的大事，没有资格做手术的医生决不允许擅自手术或越级手术。职场上"本色做人，角色做事"，给病人做手术就是做事，做手术前自己角色要定好位，决不能在做手术实际行动中越级越位，要从手术开始即过程的源头上进行控制。

科室的管理就是一个过程管理，过程管理的实质就是抓"实"，坚持"严在细节，管在过程"的理念，围绕"抓好规范，抓严细节，抓实过程，抓出效果"的目标，彻底改变临床科室工作中的"重传达、轻落实，重表面、轻细节，重结果、轻过程"等现象。实现由"结果管理"向"过程控制"的提升。以上就是2009年外二科一手抓管理所采用的一些具体方法。对管理上中层要有积极的态度，态度决定高度，只要思想不滑坡，方法总比问题多，要为管理成功找方法，不为管理失败找借口。

此外，要做好服务，新时代的白衣天使必须具备两种服务能力，医疗护理服务的专业技术（硬实力）、沟通解释人文关怀（软实力）两种能力，要刻意去掌握和提高。外二科所接收的本县病人大部分文化素质不高，来县城看病时没有时间观念，报补农合材料时七缺八错等客观实际，付出一点帮助和善意的指点与解释，就使患者非常感动了，因此，帮助、安慰、解释、指点，是2009年外二科服务注重的细节。"有时去治愈，常常去帮助，总是去安慰"这句话成了医务人员工作中的座右铭。

2009年这一年，外二科以"医疗质量万里行"检查为契机，狠抓刚性制度（核心制度）落实不放松，注重过程管理、较真管理、角色管理、源头管理，始终强调患者生命重于泰山、科内医疗安全大于天，打造平安科室一刻也不能放松，一手抓管理、一手抓服务,努力提升医患和谐的服务能力。在外科科室中,我科危重病人往往最多,即使在这样极其艰难情况下,外二科全体医护人员通过一年的努力,全年度零纠纷零差错,圆满完成了2009年平安科室的目标,给医院交了一份满意的答卷。

3. 开展新技术展示。

2009年外二科顶着失去标杆科室荣誉的压力,变压力为动力,实实在在地找到了科室创新发展速度太慢、新业务技术开展太少等与新标杆科室的差距,真真切切地探索县医院神经外科的发展方向,业务上精益求精,技术上敢为人先,实实在在地打造科室的医疗技术硬实力,持续提升科室的长远核心竞争力。

2009年初,外二科在争创标杆科室时遗憾落选,失去了2008年标杆科室的荣誉,荣誉丢失说明我们工作存在不足,全科医务人员泪往心中流,决心在2009年卧薪尝胆,向新标杆科室学习,荣誉的丢失无形中也给全科医务人员心理上安了一颗重型炮弹,使我们头脑猛醒,脚踏实地实事求是地分析科内实际情况,真真切切地反思科室的创新能力和新技术的开展能力,仔细地分析自己的科室和新标杆科室的优缺点,甘当小学生,学习新标杆科室的长处,积极乐观地制定科室以后的发展方向。

科室2008年增长率低于30%,说明新的增长点不够,2008年虽然有不足,但也取得了一定成绩。一年来,在医院领导的大力支持下,没有设备买设备,没有技术学技术。例如购买了神经外科显微镜,科室两个主任去北京进修深造,之后,在常教授的指导下,开展了近20例脑肿瘤显微外科切除术,填补了郸城医疗界在此方面的空白。俗话说,万事开头难,尤其是开展新手术项目,更是难上加难,首先得有自信,其次要有耐心和毅力,克服工作中重重困难,一年来外二科医生精诚团结,共开展了6项新的手术项目。这些新手术的开展培育了科室收入新的增长点,使收入一直徘徊在100万的瓶颈得到了突破。

4. 护理工作成绩展示。

2009年外二科在巴凤灵、赵艳两位护士长的带领下,护理工作取得了令人赞叹的成绩,外二科危重病人在外科系统中是最多的,昏迷病人多,特护病人较多,业内人士都知道。昏迷病人的护理对护理来说是要求最高的,"三分治疗,七分护理",是对昏迷病人护理难度的一个真实写照,两位护士长在护理好危重病人的前提下,加强培训严格管理。特护室病房成立,我科护理人员由原来的10名增加到近20名,年轻护士比较多,两位护士长不但加强日常的严格管理,还注重年轻护士的专科护理技能培训,为的是进入外二科的护士能尽快适应角色。

只有专科护理本领过硬,才能在护理实战中拿得出、打得赢,护理能力高低在于专科护理的本领。在实际工作中,护士长遵循"抓质量重管理,抓管理重常规,抓常规重实效,抓实效重考评"的原则,每周三晚上雷打不动进行护理知识培训及护理缺陷共享考评反馈会,为的是杜绝同类护理缺陷再次发生,奖优罚劣,表扬先进,因此涌现出细心细致的好护士付玉英,操作技术标兵张瑜,医生病人家属三满意的年轻护士左素灵等。通过一年的努力，外二科护理工作达到"安全零纠纷，质量零缺陷，服务零投诉，法规零违纪"的好局面，为2009年外二科平安科室的建立立下了汗马功劳。

面对新的2010年，外二科巴凤灵、王艳华护士长，激情满怀有决心有信心响应医院的号召，决心在2010年外二科创建"优质护理服务示范病房"，全科护士有决心有信心争当"优质护理服务先进个人"，全科医生调动一切可以调动的积极因素，支持护理参加本年度卫计委开展的"双创双优"活动。

5. 大局意识，科内和谐展示。

对临床科室来说，首先，要树立大局意识，也就是"在大局面前，人人学会让路"。在大局利益和整体战略面前，要学会暂时将个人甚至小团体的利益和困难放在一边，想尽一切办法为大局服务，面对工作抢着干，面对问题多承担。单位靠前，自我靠后。如果没有大局意识，不会换位思考，在实际执行工作过程中，有些方面就会想不通。其次，常言说，"家和万事兴"，而对临床科室来说，"科和百事成"。刘辉院长讲，"科室和谐先进门，五福接着紧跟随""一和呈百祥，一分生百邪""一争两丑，一让两有"来教育大家，科内以和谐为重，我们科构建和谐的经验是：加强沟通，换位思考，照顾大局。通过大家的努力，医护之间、医生之间、护理之间、新老之间达到了和谐共赢，呈现出"科和带来满园春"的新景象。

虽然2009年外二科取得了一定成绩，但是还存在着许多不足，昨日成绩已成为历史。面对新的2010年，我们激情满怀，信心百倍。外二科决心发扬优点，克服缺点，百尺竿头，更进一步。

最后，在新的2010年年初，以杨院长为首的领导班子，"直腰作人梯，弯腰为人桥"，选拔任用了100多名朝气蓬勃的中层领导干部，营造了县医院干事创业风清气正的良好氛围，以杨院长为首的领导班子给我们"搭台子、压担子、指路子、出点子、拔尖子、给位子"。对此，我们决不辜负医院领导及全院职工的期望，竭诚感恩、忠诚、责任之心，继续创建平安、优质、和谐科室，让我们携手共进，为我们郸城县人民医院光辉灿烂的明天，再创新业绩、谱写新篇章！

2010 年外二科工作汇报

汇报人：郸城县人民医院外二科主任　王平振

尊敬的各位院领导、各位同事：

大家好！

时光荏苒，岁月如梭，2010 年已成为过去，这一年，我们神经外科遇到了许多风雨坎坷，但阳光总在风雨后，风雨过后神经外科痛定思痛，我们深深体会到"人们从挫折及屈辱中得到的经验教训才是刻骨铭心的"，失败使人深思，挫折催人奋起，"胜不骄、败不馁"，愈挫弥坚，是当前神经外科医务人员增强自信心的工作信条。站在这里，面对全院各位领导及同仁，心里愧疚和感恩之情溢于言表，愧疚自己没有管理好科室，感恩在座各位在我们最无助的时候，你们给了我们支持的力量，是你们给了我们战胜挫折的勇气，只有在危难之时，我们才深深体会到：团队的力量是无穷的，县医院的这个大团队是无坚不摧的。在这里请允许我代表神经外科全体人员衷心感谢以于院长为首的领导班子，在过去一年里给了我们巨大的支持，以及这次风雨中给我们撑腰壮胆，排忧解难，克服前进中的障碍。（鞠躬）同时我也衷心地感谢各位中层领导，一年来，尤其是上个月超负荷加床工作给我科无私的支持和帮助。妇产科、外一科、外三科、骨一科、骨二科、心内科、神经内科、内三科、内分泌科、五官科病房等给我们提供病床、输液架、监护仪等设备，并感谢后勤科黄科长、王好朋科长及护理部杨主任、器械科郭主任等给予的大力支持和帮助，我与巴风灵护士长及全科医务人员从心底里感谢你们。现在我站在这里，代表神经外科30 名医务人员，向大家汇报一下 2010 年神经外科的工作成绩。

1. 业绩汇报。

2010 年神经外科彰显公益性。规范收费，取消擦边球收费，在床位不变的情况下增加两项收入，全年业务收入去除 21 万元耗材费后总收入为 242.78 万元。位居全院临床科室业务收入第三名，而 2010 年药品比例为 38.73%，比去年的 43.19%下降近 4.46 个百分点。

2010 年初，神经外科积极响应医院的号召，规范诚信收费，医院领导多次强调：决不能用短期的不规范收费行为来牺牲医院的长远利益。"科室小小的收费问题关系到公立医院的政治层面的大问题"，这是于院长从政治高度强调科室收费这个小问题的重要性。神经外科断然将以前怀疑有擦边球收费的项目取消。科室规范诚信收费可以促进科室长远营销及医院长远利益，金杯、银杯不如老百姓的口碑，金奖、银奖不如老百姓的夸奖。2010 年神经外科在规范收费的前提下，在床位不能扩充的情况下采取了两种增收方法：①增加新治疗项目（静脉溶氧）；②开展新手术项目(5项)。通过全科医务人员的辛勤工作,取得了经济效益和社会效益双丰收。

2.打造科室安全情况汇报。

医疗安全大于天。2010年神经外科全年无纠纷、无差错,并取得了年终返还安全基金的奖励。

在座的各位,今年的正月十五元宵节,我相信大家心里有说不出的压抑和沉重感,过节都没有过节的心情,原因是一个科室出现了医疗争议。2010年神经外科全年是比较安全的,尤其是下半年,以于健院长为首的领导班子在临床一线推行了"加强医疗安全管理新规定,一线科室设立医疗安全专项奖金",即2010年县医院50号文件。该制度奖罚分明,责、权、利相当,使科室安全重担变成了"千斤重担大家挑,人人肩上有指标",全科医护人员像抗洪一样来共同维护科室的安全防线。本制度进一步强调了医疗安全管理。对临床科室来说,没有安全平安就没有荣誉和年终奖金,规避了风险等于增加了科室和个人的收入。2010年神经外科全年无纠纷、无差错,并获得医院返还的安全基金2余万元,而2011年不但没有安全基金,更失去了来年争取先进荣誉的基本条件,各科要引以为鉴。

3.新技术展示。

2010年神经外科持续开展新技术,继续打造科室的技术硬实力,提升科室长远的核心竞争力,年内神经外科共开展5项新手术。

医疗技术是一个医院的灵魂,精良先进的专业技术,是医院专业科室的核心竞争力,是任何东西都不能替代的硬实力。一个医院各专业临床科室的医疗技术水平,是医院在社会上竞争的第一法宝。医院是凭技术及学术立身的地方,作为临床科室要明白:生存是发展的基础,发展和创新是为了更好的生存,不创新发展就没有长远的生存。作为县级医院,在医疗技术方面,我们要善于跟跑,更要勇于领跑。高州模式对县医院来说是一个很好的例证,因为新技术是医院的直接发展动力,也是帮助患者战胜病魔的最大功臣。一年来神经外科在医院领导及兄弟科室的大力支持下共开展了5项新手术:①"刘氏"改良式额部入路软通道置管引流治疗基底节脑出血术;②"刘氏"改良式双软通道置管引流术治疗超大量脑出血(150mL以上)获得成功;③脑脓肿合并脑积水一次完成两次手术获得成功;④颅骨半侧大面积缺损加厚加固钛网修补成形术获得成功;⑤国际标准大骨瓣开颅治疗额颞顶部大面积脑挫裂伤手术获得成功。最后,在于院长亲自主持和指导下,以及神经内、外科的通力配合下,完成了某患者活动性脑出血的治疗。这些手术的成功,满足了不同层次,不同病种病人的需求,使科室社会效益和经济效益获得了双丰收,提升了科室的核心竞争力。

4.护理业绩汇报篇。

2010年根据医院总体部署,率先在我科开展"优质护理服务示范病房",巴凤灵和王艳华两位护士长决心响应医院的号召。一年来,她们在院领导和护理部的大力支持下,全科医生的配合下,带领全科护士克服了重重困难,使"优质护理服务示范病房"初具规模。她们首先学习示范病房优质服务项目及工作规范要求,然后统一护理人员的工作思想,更新观念,从细节入手,狠抓基础护理和健康教育。以"人性化服务"和"做好医患沟通"为抓手,严把专科护理质量关,危重患者抢救治疗关,使患者的满意度明显提高。患者的陪护率明显下降,病房的秩序明显好转,护理质量得到明显的提高,构建了科室内和谐的护患关系。一年来,神经外科在外科系统危重病人最多的情况下,开展了优质护理服务示范病房,全年护理工作零纠纷、零差错。全科护士们在护理实际工作中争取一个"双创",也就是在完成优质示范病房的基础上争当护理先进个人。在平凡的护理工作中做出了不平凡的业绩,并因此在年终质量万里行评比活动中,受到了省、地护理专家的赞扬,给我院护理争了光,并圆满完成了2010年医院和护理部交给我们的创建优质服务示范病房的目标要求。

最后,在经历了挫折的洗礼之后,痛定思痛,思想更加坚定,准备在2011年,坚决狠抓医疗质量和医疗安全不放松,继续开展护理优质服务示范病房。请在座各位相信我们神经外科近30名医务人员,有信心,有能力,继续为郸城县人民医院做出新的成绩,谢谢大家!

2011 年外二科工作汇报

汇报人:郸城县人民医院外二科主任　王平振

尊敬的各位院领导、各位同事:

大家好!

光阴如梭,2011 年已离我们而去,充满希望的 2012 年已来到我们面前。在辞旧迎新之际,我们神经外科在此实事求是地做一下年度工作总结。科室的工作只有不断地总结,才能找出问题,发现不足,以便在 2012 年的工作中,发扬优点,克服缺点,百尺竿头,更进一步。

1. 业绩汇报。

2011 年,神经外科全年度响应医院号召,在规范收费注重医院公益性的前提下,通过全科医护人员的努力拼搏,取得了经济效益和社会效益的双丰收。

2011 年全年度神经外科业务收入为 275.0038 万元,较 2010 年全年度 242.78 万元增长约 32.22 万元,增长率约为 13.3%,增幅稍缓。耗材由 7.35% 较去年 6.32% 增长 1.03%。住院总人数全年 2011 年为 1298 人次较 2010 年 1427 人次减少了 129 人次,数字增长缓慢的原因:①国家禁酒令法律出台及实施;②院外兄弟医院竞争力增强;③院内急诊外科成立及单独核算分流了部分神经外科病人;④年初纠纷出现开局不利造成心理影响等;⑤科室自身原因,专业单一、生存力脆弱,开展新手术项目创新的积极性不强,求稳心理的影响等;⑥按病种付费开展的迟缓。神经外科上半年分析清楚主客观原因后,下半年对症下药,正确面对科室出现的困难,不回避,只要思想不滑坡,方法总比问题多。

2. 随着药占比增高,医生的心理压力加大,以至于上半年神经外科曾一度出现生存问题,全科医务人员看在眼里,急在心里,全科医务人员分析当时的局势,一致认为要想在郸城这个医疗市场竞争白热化的环境中生存,必须有坚定的信念;必须有破釜沉舟、背水一战的精神准备;必须有心态积极、愈挫愈勇的坚定信心。不能改变环境,那就主动适应环境,困难越大,越要变压力为动力。分析清楚科室面对的环境情况,全科上下达成共识,形成一种思想:"保生存、保安全、保和谐,千方百计地开源节流,增收节支,大胆开展新手术,拓宽服务新项目,千方百计地提高科室的手术方面的收入。"比如:与兄弟科室联合开展手术治疗复合伤、多发伤等高能量车祸伤、高坠伤获得成功,与兄弟科室合作应用先进的呼吸机抢救成功颅胸复合伤及大面积脑出血。通过拓宽手术项目,增加了科室手术纯收入成分,这样一来我科室药占比例也有所下降。通过全科一年的努力,基本上突破了科室收入的瓶颈,取得了经济效益和社会效益的双丰收。

临床科室是一个战斗团队,科室要树立团队意识,没有完美的个人,只有完美的团队。在一个科室内要亲如兄弟姐妹一样,给病人服务就是一个接力赛跑,要求医生护士同心协力,配合默契,相互协作。病人的康复是集体共同努力的结果,科室内只有团结协作才是干事创业的工作氛围。2011 年神经外科致力于营造这样一个氛围,达到科内和谐,只有科内和谐才是实现医患和谐的前提。2011 年神经外科以"人性化关怀"及"做好医患沟通"为抓手和法宝,做到医患和谐,医疗安全,完成了年初制定"保安全、保和谐"平安科室的目标。

3.2011 年神经外科,业务上精益求精,技术上敢为人先,刻意做强领先技术开展新项目,踏踏实实打造科室"医疗技术硬实力",持续提升科室长远的核心竞争力。

在医疗实践中我们会遇到各种各样的问题和难题,这些都有待我们去研究解决。只有坚持科研与临床相结合,从临床中找课题,为患者做科研,科研才有方向,才能促进临床工作的提高,最终造福于患者。2011 年我们科在临床实际工作中,遇到了一个脑室出血引流术后脑脊液浑浊感染的病人这个难题,看着感染的恶魔折磨着病人,我们科及时引进了腰大池持续外引流系统及装置,使 3 例脑室出血外引流术后感染的病人转危为安。2011 年上半年购买了显微神经外科器械及自动撑开器,应用显微外科技术成功地取出脑内骨块及金属异物,与兄弟科室联合开展手术治疗复合伤、多发伤等高能量车祸伤、高坠伤获得成功;与兄弟科室合作应用先进的呼吸机抢救颅胸复合伤及大面积脑出血成功。利用先进的显微外科技术从高血压脑出血入手,向切除脑瘤手术挺进,一年来,神经外科在院领导的大力支持和扶持下,引进并开展五项新技术及新术式:①应用显微神经外科技术,在显微镜下开颅取出颅内骨块及金属异物术;②丘脑伴全脑室铸型重度脑室出血合并脑梗死 CT 定位软通道引流术;③额部血肿合并骑跨横窦幕上幕下三处血肿开颅血肿清除术;④颅脑合并胸部高能量车祸伤开颅开胸联合手术结合术后呼吸机辅助呼吸抢救成功;⑤腰大池持续引流治疗颅内感染获得成功。这些手术的成功开展,满足了不同层次、不同病种的病人的需求,使科室获得经济效益和社会效益双丰收,增强了科室的核心竞争力。

4.2011 年神经外科护理方面圆满完成了科室护理工作任务。继续推进"优质护理服务示范病房"医院部署的目标;全科护理人员在护理实际工作中积极展示自我;在平凡的专科护理工作中,做出了不平凡的业绩。在年终质量万里行评比活动中,受到了省、地护理专家的赞扬,给我们医院争得了荣誉。

2011 年根据医院总体部署,神经外科优质护理服务稳步推进,在院领导、护理部的大力支持下,从人力、物力加大了投入,科室护士认真落实优质护理服务项目和工作规范要求,根据标准要求调整了原来的排班模式,多次修订了各班护士职责,做到了人人有事做,事事有人管。强化了基础护理和健康教育,密切了护患关系,满意度保持在较高的水平,在省、市专家的督导和质量万里行检查验收中均受到了专家的认可与好评,并对我科责任护士宋乐,责任组长张素绢、张俊华大力赞赏,她们为我院护理工作争了光,并在全院中层会议及全院护士大会上受到了表扬。

5. 2012 年神经外科工作计划。

面对未来的 2012 年,神经外科信心百倍。2012 年神经外科决心在新的一年里,计划做好"五件事"。第一件事,争取医院领导的大力支持,逐步创造条件,外出学习引进神经内窥镜技术,我院在胸腹内窥镜手术成功的基础上,神经外科打算开展脑内窥镜微创手术,与显微外科技术结合,提升收入增长点,为不同层次的患者服务。提高病人的治愈率、好转率,增强科室的医疗技术"硬实力",提高科室的长远竞争力。第二件事,颅脑损伤多为高能量损伤,复合伤、多发伤较为常见,神经外科决心在治疗颅脑损伤的基础上与兄弟科室联手向复合伤、多发伤方面继续努力。第三件事,高血压脑出血是高发病、高致残、高死亡疾病,微创软通道引流手术治疗脑出血是目前国内较为先进的治疗方法。自去年引进此种手术方式以来,我神经外科已成功掌握该技术,今年决心与 CT 室结合在 CT 引导定位下继续开展这项手术。第四件事,争取医院领导的大力支持,逐步创造条件,开展脑肿瘤显微切除术,"工欲善其事,必先利其器"。首先请求院领导,继续大力支持购买神经外科显微手术器械,利用先进的显微外科技术行脑肿瘤切除术。第五件事:请求医院领导招聘神经外科专业的研究生,提升科室高层次人才的支持力度。

以上是神经外科 2011 年度工作总结,未免存在缺点和不足,敬请各位领导批评指正。

2012 年外二科工作汇报

汇报人：郸城县人民医院外二科主任　王平振

尊敬的各位院领导、各位同事：

大家好！

职责所在，全科重托，才有十足的勇气自信地站在这里，给大家汇报一下 2012 年度神经外科的工作，各科只有不断地分享交流成绩和亮点，才能更好地相互学习，相互借鉴，共同提高，竞选演讲是人生出彩的机会，是科室梦想成真的舞台，有道是：一花独秀不是春，百花齐放春满园。借此机会，我代表神经外科 30 名医护人员向一年来关心和支持神经外科的各位领导、各位同仁表示真诚的感谢！

1. 业绩汇报。

2012 年度神经外科收入为 372.6 万元，较 2011 年度业务收入 275 万元，增长 97.6 万元，增长率为 35.5%，科室年增长率已超过医院规定的先进科室业务年增长率 30%。

2012 年神经外科响应医院的号召，向兄弟科室学习，开展单病种付费探索，并结合科室开展创新新项目，使科室收入结构更趋于合理，收治病人数（2012 年为 1458 人，2011 年为 1298 人）及手术台次（2012 年为 196 台次，2011 年为 178 台次）均较去年明显提高，2012 年神经外科较 2011 年取得了可喜可贺的进步。总而言之，神经外科成绩有了显著的进步。

2. 科室进步及增长点得益于科技创新引领。

在当今医疗技术竞争白热化、同质化的时代里，持续不断地进行技术创新和引进才能跟紧潮流不掉队，作为临床科室在医疗实践中遇到各种各样的难题，只有坚持科研与临床相结合，从临床中找课题，科研才有方向，才能促进临床工作的提高，最终造福于患者。

临床实践是临床科研的坚实基础，离开了临床实践的临床研究不啻空中楼阁，临床科研是临床实践的至高境界，缺乏临床科研的临床实践只能庸碌地应付工作而难以提高水平。正像中国当代名医吴孟超所说："不搞科研，不会总结的医生，临床进步一定很慢，也很难成为优秀的专家。"

创新需要有敢于怀疑、勇于探索的精神和胆识，更离不开科学的态度和严谨诚信的学风，因为创新不是"想当然"，而是脚踏实地地去探索，日复一日地去积累。从事医学虽令人兴奋，但前面的路也充满了艰辛。论文的发表，展示医生事业上的成绩，并作为衡量医生事业进步的工具，是判断一个人学术品质的金标准。

2012 年我们科在实际工作中遇到了大量的高血压脑出血（大于 50mL）患者开颅手术治疗效果差的问题，参考国内先进单位的经验，经过科研论证，在我市率先大胆地开展了"在 CT 定位体表标示下采用双孔或多孔软通道介入脑内血肿腔引流术"获得成功，在 2012 年 5 月周口市神经外科学术会议上做了大会报告，受到了省市专家同行的好评,填补了我市的空白。此项技术于2012年8月获得了周口市科技成果立项,该项创新技术在2012年9月16日在河南省第21次神经外科年会上,我市作为唯一代表在大会上做了报告和发言,受到了全省神经外科同行的一致好评。该项技术撰写的论文发表在2012年《中国实用医刊》杂志第24期上。

弥漫性轴索损伤是车祸性颅脑损伤的一种特殊类型,1982年由美国学者率先给予命名。该病种由于头部瞬间旋转暴力造成大脑灰质与白质连续性中断,表现为伤者持续昏迷不醒。近几年我科与磁共振室结合,在我院率先突破了诊断确诊关,随后进行治疗方法的探索,并结合我科实际情况,采用神经节苷脂联合静脉输入高氧液进行临床研究,通过仔细的临床观察,获得了良好的效果,使昏迷长达30天的患者又重新站了起来,为此科内认真总结临床经验,撰写了"神经节苷脂联合静脉输入高氧液治疗弥漫性轴索损伤的临床研究"发表在《中国社区医师》杂志上。

在临床实践中,我遇到过头面部先着地引起的颈髓过伸性损伤,双上肢瘫痪重、双下肢瘫痪轻特有的临床症状,查阅国内外文献,确诊为急性中央颈髓损伤综合征,脊髓中支配上肢的传导束位于脊髓中央,支配下肢的传导束位于脊髓的外围,这就很容易解释清楚上肢重、下肢轻的原因及机理。我科采用了颈部牵引并结合神经节苷脂联合静脉输入高氧液治疗急性中央颈髓损伤获得了较好的疗效,使不少此类病人奇迹般地康复了。以此实践进行了总结,并撰写了《神经节苷脂联合静脉输入高氧液治疗急性中央颈髓损伤综合征的临床研究》,发表在《中国卫生产业杂志》上。

2012年神经外科经过8～10年近30例病例的临床观察与积累,发现了CT平扫显示有低密度"漩涡征"的急性硬膜外血肿的临床症状和变化特点,以及病情快速发展演变的规律,术前术中术后反复比较,科学准确细致地记录临床特点,查阅国内外资料,并进行科技创新,该项发现或总结为国内第二,河南首创,随后通过十易其稿,CT片资料可追溯到6年之久。撰写的论文《CT平扫显示"漩涡征"的急性硬膜外血肿的临床意义》发表在《中华神经外科杂志》核心期刊上。该文受到了中国神经外科专家赵雅度的高度赞扬。其对该文发表的赞扬,是对我院的神经外科十年来在学术上的认可。

综上所述,2012年神经外科以科技引领(科内共发表论文7篇),埋头苦干,锐意创新,提升了科室的增长点,增强了科室的核心竞争力,赢得了国内同行的认可,为我院争了光。

3.展望充满希望的2013年。

2013年初医院领导班子发出号召:"提升能力,完善服务",作为2013年的中心工作来做,以64排CT投入使用及心脑血管介入和放疗机的引用,作为医院发展提升能力的切入点,向威胁人类健康的三大杀手(两管一瘤)发起挑战,使我院治疗技术,医疗能力得到显著的提升。作为临床科室,我们要抓住机遇,利用好这个舞台,充分发挥聪明才智,为医院做出更大的贡献。我们要勇于创新,勇于实践,永不自满,永不懈怠,永不停止,激活正能量,开启新希望;聚合正能量,实现新梦想;放大正能量,再创新辉煌;我们医院的明天会更好。

2013 年外二科工作汇报

汇报人:郸城县人民医院外二科主任　王平振

尊敬的各位院领导、各位同事们:

大家好!

光阴荏苒,日月如梭,2013 年已离我们而去,充满希望的 2014 年已来到我们面前。在辞旧迎新之际,我们神经外科实事求是做一下年度总结。科室的工作只有不断地总结,才能找出成绩,发现不足,以便在新的 2014 年工作中,发扬优点,克服缺点,百尺竿头,更进一步。

1. 业绩汇报。

2013 年神经外科全年度响应医院号召,彰显公立医院的公益性,在规范收费、注重医院公益性的前提下,通过全科医护人员的努力拼搏,取得了社会效益和经济效益的双丰收。

2013 年全年度神经外科业务收入为 407.0336 万元,较 2012 年全年度 372.6296 万元增长 34.404 万元,增长率为 9.23%,位居全院临床科室收入第四名;耗材比 6.06%,较去年的 9.44% 下降了 3.38%;住院人数与手术人数有所增加,收入结构较去年向良性转化。增长的原因:①国家单病种付费和临床路径在全院普遍开展,我科已初见成效;②开展学术创新及科技成果引领,2013 年度共发表 5 篇学术论文,科研成果(市级)立项并申报成功 1 项,该项成果并获河南省科学技术普及成果奖(三等奖)。核心期刊《中华神经外科杂志》突破性论文发表奠定了我院神经外科在河南省学术上的地位,该论文受到北京市神经外科研究所所长赵雅度教授的高度赞扬,2014 年继续申报立项市级科研成果 1 项,并争取申报成功;③科室自身原因,面对专业单一、生存力脆弱问题不回避,开展新手术的项目创新的积极性增强等。神经外科分析清主客观原因后对症下药,正确面对科室出现的困难,只要思想不滑坡,方法总比问题多。

2. 2013 年,发表学术论文 5 篇,市级科研成果立项并通过评审 1 项,获市级科技进步二等奖,该项成果并获得河南省科学技术普及成果奖(三等奖)。2014 年继续申报立项市级科研成果 1 项,并争取申报成功。2013 年为了打造我院神经外科知名度,科主任分别参加国家级(西安国家级会议)、省级(郑州)及中南五省学术会议,并在大会上发言,受到了国内同行一致好评,提升了我院神经外科在国内学科上的影响力。

2013 年我科在临床实际工作中,遇到了大面积脑出血开颅术后病人疗效差的难题,参照国内先进经验,在 CT 定位体表标示下采用双孔或多孔软通道引流术获得成功,填补了我市的空白,此项技术获得了市科研成果立项并通过市级专家鉴定,获得市级科技进步二等奖。利用先进的显微外科技术从高血压脑出血入手,向切除脑瘤手术挺进。我科刘秉柱医生在科主任的带领下完成了显微镜下大脑凸面脑膜瘤全切除术。一年来,神经外科在院领导的大力支持下,引进并开展四项新技术:①CT平扫显示有"漩涡征"的急性硬膜外血肿手术治疗的临床研究,已在国内核心期刊《中华神经外科杂志》(2013年第2期)发表,是对我院神经外科十年来学术的肯定,并受到了北京市神经外科研究所所长赵雅度的肯定与赞扬,为2014年申报市级科技成果做好了学术上的资料准备;②在CT定位体表标示下采用双孔或多孔软通道引流术治疗大量不规则区、基底节区脑出血;③神经节苷脂联合静脉高氧液治疗急性中央型颈髓损伤综合征的临床研究;④显微镜下大脑凸面脑膜瘤全切除术;这些手术的成功开展,满足了不同层次、不同病种的病人的需求,使科室获得社会效益和经济效益双丰收,增强了科室的核心竞争力,以科技引领,带动科室的收入增长。

3.2013年神经外科护理方面圆满完成了科室护理工作任务。继续推进"优质护理服务示范病房"医院部署的目标;全科护理人员在护理实际工作中积极展示自我;在平凡的专科护理工作中,做出了不平凡的业绩。

2013年根据医院总体部署,神经外科优质护理服务稳步推进。在院领导、护理部的大力支持下,从人力、物力方面加大了投入,科室护士认真落实优质护理服务项目和工作规范要求,根据标准要求调整了原来的排班模式,多次修订了各班护士职责规范,做到了人人有事做,事事有人管。强化了基础护理和健康教育,密切了护患关系,满意度保持在较高的水平。一年来,神经外科继续推进开展"优质护理服务示范病房",巴凤灵护士长继续响应医院的号召。她在院领导和护理部的大力支持下,以及全科医生的配合下,带领全科护士克服了重重困难,使"优质护理服务示范病房"初具规模。她们继续学习示范病房优质服务项目及工作规范要求,然后统一护理人员的工作思想,更新观念,从细节入手,狠抓基础护理和健康教育。以"人性化服务"和"做好医患沟通"为抓手,严把专科护理质量关,危重患者抢救治疗关,使昏迷瘫痪病人无一例褥疮发生。使患者的满意度明显提高,使患者的陪护率明显下降,使病房的秩序明显好转,医疗护理质量得到了明显提高,构建了科室内和谐的护患关系和医护关系。护士长严把工作质量关,努力钻研护理业务,持续提高科室专业护理水平,注重危重病人的护理。一年来,神经外科在全院外科系统危重病人最多的情况下,全年护理工作"零纠纷""零差错"。

4.2014年神经外科工作计划及制订的科室第三个五年计划。

神经外科从2014年1月1日起,搬迁至拥有12层的3号病房楼4楼。进入一个新环境,决心在神经外科西区成立30张床位重症监护病房,引进自动呼吸机及有创颅内压监护仪,向神经外科重症发展,在东区设立50张神经外科普通病房,面对即将到来的2014年,神经外科信心百倍。2014年,神经外科决心在新的一年里,制定科室第三个五年计划:①2014年争取申报周口市重点专科,为2015年申报河南省重点专科做好准备及铺垫。②争取在 2014 年下半年再申报市级科技成果并完成 1 项,题目是:《CT 平扫发现合并有低密度"漩涡征"的急性硬膜外血肿手术治疗的临床研究》。③为 2015 年申报科研成果题目:《神经节苷脂联合静脉滴注高氧液治疗急性中央型颈髓损伤综合征的临床研究》做好准备。④为 2016 年申报科研项目:《颅脑创伤后致外地口音综合征地临床诊断与应用》。⑤为 2017 年申报科研项目:《CT 定位引到下后颅窝钻孔软通道引流术治疗小脑出血的临床应用》。⑥争取在 2018 年下半年再申报市级科技成果并完成 1 项,题目是:《CT 平扫发现合并有低密度"漩涡征"的急性硬膜外血肿手术治疗时间点与疗效的相关性临床应用》。以更好新环境为契机,争取打市级省级重点专科,以科技创新成果为抓手,一年一个台阶,争取早日实现豫东名科,即河南省郸城县人民医院神经外科而努力奋斗,完成科室第三个五年计划。

5.2014 年要做好"五件事"。第一件事,决心把 2013 年立项的市级科技成果申报成功,争取在 2014 年下半年再申报市级科技成果 1 项,题目是:《CT 平扫发现合并有低密度"漩涡征"的急性硬膜外血肿手术治疗的临床研究》。第二件事,高血压脑出血是高发病、高致残、高死亡疾病,我科开展的双孔或多孔软通道引流手术治疗脑出血临床科研继续增加手术例数,造福于广大病人,是目前国内较为先进的治疗方法,自去年引进此种手术方式以来,我神经外科已成功掌握该技术,今年决心与 CT 室在结合 CT 引导定位下继续开展这项手术。颅脑损伤多为高能量损伤,多发伤、复合伤较为常见,神经外科决心在治疗颅脑损伤的基础上与兄弟科室联手向复合伤、多发伤方面继续努力。并响应中华神经外科学会的精神,开展脊柱脊髓显微神经外科。并争取开展颈椎弓根内固定术。第四件事,争取医院领导的大力支持,逐步创造条件,开展脑肿瘤显微切除术,"工欲善其事,必先利其器"。首先请求院领导,继续大力支持购买神经外科显微手术器械和德国产莱卡牌神经外科专用手术显微镜,利用先进的显微外科技术行脑肿瘤切除术。第五件事,争取医院领导的大力支持,逐步创造条件,外出学习引进神经内窥镜技术,在此基础上开展脑内窥镜微创手术,与显微外科技术结合,提升收入增长点,为不同层次的患者服务。提高病人的治愈率,增强科室的医疗技术"硬实力",提高科室的长远竞争力。

以上是神经外科 2013 年度工作总结,未免存在缺点和不足,敬请各位领导批评指正。我科室现已搬进新楼,在新的环境里,争取改变收入结构,完成神经外科未来第三个五年计划,继续为医院做出更大贡献。

初入职场医护人员职业生涯规划培训

主讲人：郸城县人民医院外二科主任　王平振

各位新入职的同事们：

大家好！

今天来到这里，真诚地祝贺在座的各位成为郸城县人民医院的一员，今天你们迈入人民医院的大门，开启了职业生涯，明天你们将成为人民医院的栋梁之材。长江后浪推前浪，雏凤清于老凤声，青出于蓝而胜于蓝，一代更比一代强，希望大家做一个自己心目中理想的好医生，做一个自己心目中理想的好护士。进入职场，开启了人生的第一份工作，站在了职业生涯的第一条起跑线上，大家有些非常高兴，有些踌躇满志，有些前路茫茫，有些目标模糊，有些思想郁闷。请你回想一下，你今天的生活状态和取得的成就，是由昨日的努力与选择决定的。你明天的生活状态和取得的成就，也将会由今日的努力和积累而决定。所以，在此希望大家，努力在当下，现在就要努力，听课就是一种努力，就是一种积累，一种开悟；当下是因，日后是果，不受一时苦，要受一世苦；要想成就明日的辉煌，必须有今天的付出与拼搏。医生或护士，是一份永远不缺乏挑战性和成就感的工作，它需要有一种永不停止追求的精神境界，以及一种殚精竭虑的奉献精神，在座的各位你们准备好了吗？

进入职场要了解职场的特点，医学是一门博学的人道主义职业，中国古代先人认为：大医即大儒（儒心仁术）。医疗行业是一个高奉献、高风险、高责任的职业，而且工作难度大，培养难度高，需要人道主义信仰。

医学是因人而生的，是为了呵护人的健康，解除人的痛苦而产生的一门学问。就本质而言，医学是饱含着人文精神的科学，抛开医学的人文性，就等于抛弃了医学的本质属性。美国纽约东北部的撒拉纳克湖畔，镌刻着西方一位医生——特鲁多的名言：有时去治愈；常常去帮助；总是去安慰（Sometimes cure；Usually help；Always comfort）。这句名言是对医生和护士所起社会作用的真实写照，去治愈需要医生丰富的医学科学知识和实践积累。治愈是有时的，不是无限的，需要多少代医生实践经验的积累和努力，这里的分寸要把握得很精准，给病人以帮助，以安慰，可以说是援助，是医学的经常性行为，也是医学的繁重任务，更是医生护士的日常频繁的琐碎工作，其社会意义大大超过了治愈，技术之外医生和护士常常要用温情去帮助病人。从古到今，一切医学技术都是对身处困境的人的帮助，安慰是一种人性的传递，是在平等基础上的情感表达，安慰也更是一种医学责任，它饱含着深深的情感，决不能敷衍了事。如何学会安慰病人，坚持经常性的安慰病人，是医生护士职业生涯中的大课题，大学问，是分辨医生护士爱心的试金石和晴雨表，没有哪个职业像医生护士这样时时刻刻面临着风险,而且风险的背后是一个鲜活的生命以及一个家庭幸福的托付,每项诊治都与生命的质量相关,因而医生护士需要大勇、大智、大仁,更需要内心的镇定和从容。

无论多么精良的医术,如果缺乏了对他人苦难的关怀,就会失去人性的温暖。无论多么先进的医疗设备,如果摒弃了对患者的心灵呵护,就会给病人带来令人生畏的冰凉。比如某儿童医院医生上班期间上网偷菜,其实她偷的不是菜,偷的是对病人的冷漠和对生命的藐视。目前三流医院做广告,二流医院上规模,一流医院做文化,今天给大家做培训是打造医院文化的,把医院的精神在你心中留下烙印,这样你的思想才能转变,看问题时就会有不一样的高度。

正如一位获得南丁格尔奖的护士说:"在生命的单程列车上,医护人员高超的服务,将使人生旅途的终点延伸。生命与爱是无法分割的,我们从付出中得到快乐,患者从我们的爱中得到了安慰。能从事这种繁重而光荣的工作,让我们无时无刻不在体会着生命的感动,有爱让我们的生命更灿烂,生命因我们而更精彩。"(摘自《我的护士梦》)。

电视剧《感动生命》主题曲《大爱无边》歌词:"置身在洁白圣殿,守护在生命前沿,满怀着殷切希望,铭记这铁的誓言(希波克拉底誓言),你(病人)来到我(医生和护士)身边,我就在你面前,无须承诺,却不放弃。"还有发表在《柳叶刀》杂志上的诗歌《手术刀的感想》:"让生命之树浴火重生,让健康之花二度梅开。记不起,多少个日夜,不论寒暑,还是盛夏,我们一同携手御病,迎来黎明,送走晚霞,直面生与死的严峻。如临深渊,如履薄冰,虽历经血腥与悲情,始终以科学的坚韧,真诚地把生命关爱牵挂。"

网友评价医务人员:表面风光,内心彷徨;容颜未老,心已沧桑;成就难有,郁闷经常;比骡子累,比蚂蚁忙。

以上是对医学职场的带有感情的文学描述,下面我们谈谈职场如何进入职业生涯规划。生涯一词,在英文中是 career,具有人生经历、生活道路和职业、专业、事业的含义。人的一生,有少年、成年、老年几个阶段,成年阶段无疑是最重要的时期,这一时期之所以重要,是因为它是人们从事职业生活的时期,是人们全部生活的主体。因此,人的生涯可以说主要就是职业生涯。社会学家麦克·法兰德指出:"职业生涯是指一个人依据理想的长期目标,所形成的一系列工作选择,以及相关的教育和训练活动,是有计划的职业发展历程。"职业生涯也是个人一生职业、社会与人际关系的总称,即个人终生发展的历程。人的一生,人的生命价值,根本而言就在于其职业生涯方面的成就。

职业生涯规划的内涵:①外职业生涯:指从事职业的工作单位、工作地点、工作时间、工作内容、工作职务、工作环境、工资待遇等因素的组合及其变化,外职业生涯是由别人给予的,也容易被别人收回,外职业生涯的发展是以内职业发展为基础的职业生涯规划内涵。②内职业生涯:指从事一项职业时所具备的知识、概念、心理素质、经验、能力、内心感受等因素的组合及其变化过程。内职业生涯主要是通过自己努力追求所得,一旦获得,便不能被人收回或者剥夺,它不随外职业生涯因素的改变而丧失。

职业锚:就是当一个人不得不做出选择的时候,无论如何都不会放弃的职业中的那种至关重要的东西。职业使我们的梦想找到了现实的立足点,使我们自身的命与社会的运找到了互动面,当这个落脚点非常牢固,当这个互动面非常友好时,我们的职业就像大树一样根深叶茂。而为什么一定要选择这个职业呢? 这个问题的答案就是:你的"职业根"或者"职业锚"已经确定,职业根到底扎得有多深,决定了职业的树能长多高,能结出什么样的果实。

职业决定不同的人生:俗话说,男怕入错行,女怕嫁错郎。不同的职业实际上就是不同的行业。特定的职业,通常意味着不同的发展机会与空间,也决定了不同的生活方式。成功的人生一定要理解这个事实,第一份工作决定了你的人生! 同一起跑线上的同学几年的时间会有巨大的差异,其中最重要的原因就是选择了不同的职业,进入了不同的行业。

为什么人要工作呢? 因为职业能满足人的多种需求:①维持生活的需要。人们为生存和延续后代,为满足基本的衣、食、住、行等方面的需求而工作。②发展自我需要。为学习和从事适合自己的职业,发挥特长、培养能力、充实信心、建树成就而工作。③交往归属的需要。职业为人的社会生活开辟了另一片天地,另一个渠道。人们在职业生活中总可以结交一定的人,归属一定的群体,这也是职业需要的一种。④承担社会义务的需要。社会要求有劳动能力的公民从事一定的职业,通过职业活动来为社会尽职尽责。社会也通过职业赋予人们一定的形象和地位,使他们得到认可、受到尊重、感到自己是有能力、有用处的。

在一个日渐民主自由的时代,一个可以充分把握自我的时代,一个选择比努力更重要的时代,规划的智慧,已经上升为人生的第一智慧,规划人生,已经成为当代人成就自我的必修课,职业咨询师已担当起当今社会非常重要的角色。设计最佳的解决方案也就是寻找的命运方程的最优解,这个操作过程就叫规划,民间有一句俗谚:"吃不穷,穿不穷,谋划不到一世穷"。人生的规划包括多方面,如学习规划,生活规划,职业规划,财富规划,爱情规划等。一个人做不做规划,是意识问题;而能不能做规划,是方法问题。

今天和大家谈谈职业生涯的规划,认识本行业的特点:行业中通信和互联网是朝阳行业,教育和医疗是永恒行业,金融、石油、电力是命脉行业,烟草行业是夕阳行业。医疗行业内部的特点,一是职业通道长的职业,所谓职业通道长,就是一个职业从起点到最高点，中间又经过很多级别，并且每次升级又有严格的要求，比如医院的教授要从注册医师开始，到主治医师，再到副主任医师，最后到主任医师(护士同样)。而且每一级提升都有一定的年限，需要通过外语考试，必须上报评审时间段的工作量。论文数量和科研成果，必须得到评审委员会的认可。有人会想这样的职业岂不太慢了？但是当你爬到某个台阶，新入门的人无法很快赶超你，所以职业安全性很高。二是越老越吃香的职业，在国外，素有尊重医师、律师、会计师三师的说法，因为对团队的依赖性小，往往能单独完成工作，而且越老越吃香，45～55岁最受欢迎。在职业规划前要弄明白职业目标，职业目标包含着三方面的内容：①职务职称目标。职务职称是一个人职业生涯当中最为现实的目标，对其阶段性目标和最终目标可以进行一定的规划，比如大学毕业后，两(或三、四、五)年内考上注册医师，完成医学生到法律上认可的能给人看病的医生的转变，即拿到了行医执照。医师资格的考试通过率平均不到40%，没有高四的精神，想拿到执照是很难的，有些人考了8年，仍然没有考过。所以对一个医科大学毕业生来说，进入单位，前三年的核心目标就是获得执业医师资格证，职称目标对勤奋的依赖性比较大，职务目标对机遇的依赖性比较大，一个人想成为某医院的院长要比成为某个学科的主任医师的挑战性更大。注册医师成功5年后可向职称目标主治医师进发，之后5年可向副主任医师进军，再过五年挺进了职业生涯最高点——主任医师。②职业成果目标。获得职务职称后，相当于对能力进行了肯定，但对一个人能力的最终评价还需要以职业成果作为最可靠的依据。比如：大学教授职业成果的评价，一般要看他上多少堂课，带多少研究生，发表多少论文，拿到了多少科研经费，这些就是一个教授的职业成果，这些也是需要事先进行职业规划的。对一个医院的副主任医师或主任医师也是同样的。③职业影响目标。一个人有了职务职称，有了职业成果，当然就会产生职业影响，我们常说某某专家，在全国知名，在河南省一流；某某导演，蜚声海外，都是说明一个人职业影响的。当一个人的职业目标包含了职务职称目标，职业成果目标，职业影响目标，他的规划就变成了全面的、立体的、丰满的规划。

(1)何为目标和理想？分清目标与理想，目标是实的，是积极心态的主要标志。抽象一点说，目标就是事物在时空中的某种方向性或趋势性，通俗一点说目标就是你到底想要什么。不能量化就不是目标，制定目标是能产生效果，秘诀就是在于"明确"二字，只有量化才可测定，才能积累，人生的目标绝非一蹴而就，它是一个不断积累的过程。而一个个量化的具体目标，就是人生成功旅途上的里程碑、停靠站。每个"站点"都是一次评估，一次安慰，一次鼓励，一次加油，许多个具体又可量化的目标就是一个好的目标体系。人生目标领导下的各个远、中、近期目标，大目标下的各个中小目标，以及每个小目标都是人生目标的分点，都是远大目标的缩影。我们想要的,是内心一幅图画,是能够看得到的,而理想是虚的,比目标更广泛,是对生活的全面构想。如我长大后想当科学家、发明家或飞行员,这是人生的理想,并不是目标。我想今年完成注册医师(护士)考试,我到今年春节前存 3000 元,我今年要买一个苹果 6 手机,我 2013 年度考上研究生,这些就是人的目标,理想大部分源于梦想,目标却是可完成的。

(2)目标对人的影响有多大?美国哈佛大学曾经做过一个非常成功的调查,就是对当年毕业的 300 名大学生是否有明确的目标,进行调查。85% 的人没有目标,或目标模糊;有 10% 的人有清晰的短期目标,他们将其留在脑子里;有 5% 的人有清晰长远的目标,并把它写在纸上。这 5% 的人与其他 95% 的人最大的区别是,他们不断提出与实现目标相关的问题,要求自己努力达成自己所期望的目标。仅有 5% 的人,有清晰长远的目标,明确了前进的方向,确定了最佳航线,一步一个脚印地向前迈进。25 年后,再对这 300 名毕业生进行跟踪调查,调查结果让人们大为吃惊:这 5% 有明确目标的人,他们所拥有的财富超过那 95% 的人所拥有的财富。这就是目标的威力。

案例故事:获得马拉松冠军的秘密。

1984 年,在东京国际马拉松邀请赛中,一个名不见传的日本选手山田本一出人意料地夺得了冠军。两年后,在意大利国际马拉松邀请赛中,山田本一再次夺冠。记者采访时问他,为何取得这么好的成绩时,他说:"凭智慧战胜对手。"

十年后,山田本一出了一本自传,终于解开了他夺冠的秘密。原来开始跑马拉松时,他不懂要领,跑上十几公里就疲惫不堪了。后来,他认真总结经验教训,改进了跑法,即在每次比赛之前,他都要乘车把比赛的路线仔细看一遍,并把沿途比较醒目的标志画下来,比如第一个标志是一座大楼,第二个标志是一棵大树……这样一直画到终点。他把 40 公里的路,设计分成几个小目标。

比赛开始后,他就以百米的速度奋力向第一个目标冲刺。然后再冲向第二目标,这样一直跑到终点。

有目标或没有目标人的区别到底有多大?

哈佛大学曾做过一项关于目标对人生影响的长期跟踪调查。调查对象是一群智力、学历、家庭背景等相差不大的年轻人。最初的调查表明:27% 的人没有目标,60% 的人目标模糊,10% 的人有清晰但比较短期的目标,3% 的人有着清晰而长远的目标。

25 年后哈佛大学再进行一次调查,结果是 3% 目标清晰而长远的人,尽管中间或许有过方向调整,以及目标的实现未必尽善尽美,但他们基本上都成了自己所奋斗的领域的顶尖人士:白手起家创业者、行业领袖、社会精英等。

10% 目标清晰但比较短期的人,大多生活在社会的中上层。他们的共同特点是中间走过一些弯路,但大多数短期目标最终达成,生活状态稳步上升,成为各行各业的专业人士,如医生、律师、工程师、高级主管,等等。

60%目标模糊者,大多生活在社会的中下层,他们当中大多数人有安稳的生活与工作,但没有什么特别值得称道的成绩。能成功者,只有少数特例。

27%没有目标的人群,25年来从来没有改变自己,几乎都生活在社会的最底层。他们生活不如意,经常失业,习惯等待社会救济,并且习惯抱怨他人,抱怨社会,抱怨世界。

人生因梦想而伟大,成功就是在限定时间内实现心中有意义的既定目标。目标是人生前进的灯塔,是改变自己的最好工具,一个人选择了什么样的目标,就选择了什么样的人生。人生因梦想和目标而伟大,一个人梦想的高度就是人生的高度,历史和现实中,每一个对社会做出重要贡献的人,都是有志气、有抱负而且确立了明确奋斗目标的人。相反,很多人的失败,不是因为没有知识和能力,而是因为没有明确的目标,人生成功的关键是设计目标与能力以及建立一个达成目标的行动计划,你的心在哪里收获就在哪里,你的智慧在哪里,哪里就有源泉和宝藏,目标就是我们前进的方向,是所有成就的出发点。只要有目标,人生才更有动力,而确立目标越早,往往越能节省到达目的地的时间,人生成功的哲理其实很简单,有目标,就有成就;没目标,就很难有成就。国外学者研究认为,当目标完全融入一个人的全部生活时,就会排除各种干扰,从而调动起全身心的潜能向目标冲击,在这种情况下达成目标就剩下时间问题了。历史或现实中很多人的失败,不是没有知识或能力,而是没有目标,这些人东一榔头西一棒子,空耗了自己的智力和体力,最终一事无成,这不能不说是人生的一大悲剧,人才的巨大浪费。西方先哲说得好:"一心向着自己目标前进的人,整个世界都会给他让路。"设计人生目标要解决三个问题:我是谁? 我要做什么? 我该如何做?

(3)人生目标的设计。人生是先有目标,最后才有结果和存在,目标的作用极大:①目标是人生施工的蓝图,是我们行动的依据;②目标使我们看清使命,激发积极进取的动力,走出一成不变的生活;③目标使人不断挑战自己,激发斗志,不断开发自身的潜能;④目标使我们向高标准看齐,不断自我完善,走出低层次竞争;⑤目标使人分清主次,把握重点,分清轻重缓急;⑥目标使我们把重点从工作过程转向工作结果;⑦目标有助于衡量工作行为,是评估考核工作的依据;⑧目标能充实人生,随着一个个目标的完成,使人不断享受幸福快乐的人生。

(4)设计人生目标的五个指导原则,也就是设计目标要遵循的五个"必须":目标必须是具体的(毕业一年后考取注册职业医师和护士);必须是能衡量的(用考试衡量);必须是能够达成的(学习、复习考试);必须是现实的(不考取执照,职场不允许工作);必须是有时限的(工作开始一年后)。设计人生目标也就是要设计可量化的、具体的、有时限的目标。

人生策划的 SMART 原则(曾获美国总统勋章的管理学博士彼得·德鲁克,其三大贡献之一就是目标管理)五要素:具体(Specific):人生策划必须明确、清晰、具体,才有可行性。可量化的(Measurable):是指可衡量、可测量、有一定的评价标准,尤其针对结果而言。可实现的(Attainable):是指确实可行,能够实现,可接受。相关性(Relevant):是指实实在在的,更多的是意味着一种精神和策略。时限(Time-based):是指有明确的截止日期。

(5)设计规划人生每个时期的核心目标。

什么是核心目标? 就是在一定时间内对你影响最大,并且迫切需要达成的目标。确定核心目标之后,再围绕核心目标把次要目标列出来。人生有了核心目标,就会全力以赴朝这个目标努力去做,当实现了这个核心目标,其他的次要目标几乎都可以跟着实现。以职业发展为核心目标,职业发展的目标实现后,其他次要目标如专业成就、人际关系、家庭责任、财富积累等自然也容易实现。成功在于聚焦,成功在于坚持,这是古今中外成功者的必经之路。因为一个人一旦确立了奋斗目标,就能够把内在的精神能量聚焦到一点上,他的学习力、注意力、思考力、理解力、感悟力和突破力有机结合起来,一齐指向目标,只要能够长期坚持,就似水滴石穿,如此,天下之事,几乎没有不成者。

我的神经外科副主任医师职称评定:2009 年 12 月 19 日通过高评,2010 年 5 月 6 日职称证发回。至 2015 年 5 月 6 号满五年,五年核心目标定为晋升正高(主任医师)。晋升正高需满足三个条件:①A 级职称英语必须通过。②2015 年之前必须刊出 6 篇论文。③在 2015 年 10 月 31 日参加河南省神经外科主任医师专业考试,人机对话形式。2011 年开始完成第一个目标,2012 年 4 月 7 日参加 A 级职称英语考试通过。2012 年下半年完成 3 篇论文,2013 年完成后 3 篇论文,6 篇中其中 2 篇为核心期刊。2015 年准备 2015 年 10 月 31 日的考试。核心目标制定时倒逼规划,从后往前每年进核心目标分目标确定与完成,从而使最后五年的核心目标完成。

(6)进入职场的新人,是不是更应该对自己的目标进行规划呢? 当代新时期的年轻人,在一个选择比努力更重要的时代,一个更充分把握自我的时代,规划的智慧已上升为人生的第一智慧,规划自己人生的目标,是走向职场新人的第一要务,重中之重。而职业生涯目标是人生目标的核心目标,是人生的最佳贡献区,所以职业生涯目标设计,是走向职场新人的第一课题。

(7)填写个人职业生涯规划表。

(8)人生因梦想而伟大,但梦想不是现实。要把梦想变为现实,必须坚决付诸行动。你今天的现状,是你昨天行动的结果;而你今天的行动,将决定你明日的成就。人生梦想变成现实的规律是:将梦想分解成目标→把目标变成计划→计划变成行动→行动使梦想变成现实。有些人下决定改变未来,却不下决心改变现在。事实上,我们很多人之所以无法改变未来,往往是因为没有改变现在的决心和行动。人生的成功,不仅要心动,更要行动,一百次心动不如一次行动。要记住:行动高于一切。世界上无论多么高的原则,只有付诸行动才有价值。一个行动,胜过一沓纲领。要实现目标,最根本的在于行动,没有行动一切都是空谈。人生只有行动,才能挖掘自己的巨大潜能。有些人没有成功,未达成目标,往往不是思想、目标和计划出了问题,而是行动未跟上。梦想要壮志凌云,行动要脚踏实地,一步一个脚印,把希望放在明天,把工作放在今天,把行动放在现在。你想什么、说什么都不重要,关键是你做了什么,这才是最重要的。行动是区别空想家和实干家的唯一标准。

要知道,我们每个人都是自己命运的设计师,在人生成长发展的这出戏里,为自己写好"脚本"并按"脚本"去做的人,与那些庸庸碌碌混日子的人,是有着天壤之别的。

我曾在《读者》杂志上看到过这样一段话:"你不能决定生命的长度,但你可以扩展生命的宽度;你不能改变天生的容貌,但你可以时时展现你的微笑;你不能企图控制别人,但你可以好好地把握自己;你不能要求事事成功,但你可以做到事事尽心;你不能完全预知明天,但你可以充分利用今天。"

最后,我要送同学们一席话:眼界决定境界,品位决定地位,态度决定高度,愿景决定前景,思路决定出路,细节决定成败,共享才能共赢,交流促进发展。拥抱今天,从今天起步。我希望你们成功,也相信你们一定会成功。

2013 年 1 月 16 日

医院是什么？医生要知道

主讲人：郸城县人民医院外二科主任　王平振

我们几乎天天在医院工作，与医院同呼吸共命运。但医院的性质是什么？其特点是什么？现代医院如何定位？在此我仅汇报专家讲义中的这个问题，不足之处恳请院领导及在座的中层领导给予批评指正。

1. 医疗机构的竞争基本上属于区域化竞争。

中国县市几乎是本行政区域内政治、经济、文化中心，是交通枢纽及汇集点。基于这些原因，医院的客户85%以上均来自本辖区内。因此，医院的竞争，就是本辖区内医院之间的竞争。我县即是本辖区内医院之间的竞争。比如，妇幼保健院原来是以妇女儿童保健业务为主，现在主要业务弱化，向治疗领域迈进，变成了妇女儿童医院。防疫站由原来以防病、防疫为主的单位，也开展了对外医疗门诊。医疗是同一区域内的竞争，患病的客户是一定的，医疗单位数目越多竞争越激烈。我县私立医疗单位数目全区第一，这就决定了在同一区域内龙头医院即我院受到的竞争压力也加大。然而在某一区域龙头医院的学科带头人、名医、科主任在竞争中占有重要位置，其他医院想跟龙头医院竞争，会采用高薪、高位、学科发展重点扶植等手段将这些人才挖走，这些人到别家医院后可将原单位信任自己的忠实客户群带走，这就是所谓的"专家本土化"。

专家研究证明：医院业务骨干、中层领导、科主任受外界诱惑最大，这部分人最不稳定，而职工诱惑力小、流动性不大。河南西峡、鹿邑两县医院业务骨干中层领导一下子走了近20名，使这两家县医院仿佛发生了"地震"。医院中层领导、科主任的压力最大，医院的各项任务指标均由他们亲手实施和完成，在医院的竞争中，他们的压力与风险最大，因此，如何关心好科主任，如何解决好科主任的后顾之忧，是医院决策者不得不考虑的一个重要问题。高素质医疗人才是医院发展的重中之重，留人比挖人更重要。他们只需要归属、重用感。科主任应是忠诚度高、执行力强的人，就像邱少云战士那样，聪明与否并非是最重要的。此外，还要研究竞争对手的环境、设备、先进技术引进情况等。总而言之，在区域化竞争的环境下，一要看好用好自己的人，二要盯住对手的强项。

2. 同质化时代的来临。

何谓同质化？就是医院的设备、技术的引进几乎可以同时完成。举个简单的例子，前两年开封市医疗机构竞争激烈、战火不断，出现了狮子与羚羊，为了生存看谁跑得最快的局面，三家级别相等的医院，几乎同时购买了大型的医疗设备，医院竞争的残酷可想而知。医院的竞争最主要的是在竞争中拥有设备、人才、环境等方面的主动权，医院同质化时代的来临，标志着现代医院竞争和博弈进入了白热化。

竞争的各方都认识到:"抢先一步海阔天空,晚走一步寸步难行。"

3. 医院的投资回收期最长。

医院研究专家认为:医疗投资回收期一般在 5~20 年,有时在医院成立 30~50 年才进入稳定的回收期。一旦进入稳定的回收期,医院就会有忠实的客户群,医院在本辖区内的知名度和美誉度很高,医疗服务技术受到辖区内客户的认可,客户群呈现"星星之火,可以燎原"的势态,医院进入稳定的回收期后,业务每年都会有所增长。

4. 医疗投资回报最稳定。

人类从原始社会以来,一直不懈地和疾病做斗争,只要有人,就有疾病,医疗就存在,医疗投资回报最稳定,不会失业。大家都知道,企业的寿命往往很短,而百年医院却多的是。

5. 典型的高投入、高风险行业。

人类对健康的需求永无止境、永不满足,这要求医院从环境上宾馆化,服务上人性化,设备上现代化,技术上高端化。这些的实现都需要高额投入。医疗行业更是高风险行业,因为它面对的是一个个鲜活的生命,有情感、有思维的社会人,医院好比"劳动力的维修工厂",医生和护士是"维修工厂的工人",然而医疗技术是一把双刃剑,正确使用医疗技术,医生就是天使、是救命恩人。但错误使用医疗技术,医生就变成了潜在的"被告",或潜在的过失"杀人犯"。

6. 客户永远追求"零缺陷",与医院永远不能达到"零缺陷"。

病人进入医院,不管任何时候,任何科室,任何治疗环节,都要求医务人员不能有任何差错,而细节往往决定成败。医务人员稍有一点疏忽,可能就会给病人造成很大危害,甚至带来生命危险。举一个简单的例子,两年前,来一患有脑疝的危重病人,在外院抢救,应用甘露醇和呋塞米药物脱水,可是尿管下上不通畅,我们检查时,发现病人盆腔膨隆如小鼓,仔细检查尿管折成死弯,将尿管伸直,问题解除,再晚一会儿,病人膀胱可能撑破甚至危及生命,像这样的工作一点小小的不注意就会引起很大的问题。医院的医护工作是由人来完成的,这些工作由不熟练到熟练,每项技术的掌握与应用都有个过程,这个熟练的过程,是在给病人服务的具体实践中完成的,医院工作制度再严再详细,也很难百分之百不出错。因此,医院在治疗过程中永远不能达到零缺陷,这一直在困扰着医疗界,也使很多医疗界同仁身心疲惫!但需要认清的是,即使达不到"零缺陷",也要在追求"零缺陷"的路上严格要求自己,不断提高自己。

7. 政府左右还是市场主宰。

中国各行各业永远是政府主导,医疗机构要主动与政府沟通,尽快了解政府对医院的政策与走向是非常重要的,医疗服务引入市场竞争机制是为了搞活医院、促进发展。但要记住:医院的发展及走向,政府处于主导地位。

8. 表面上的繁荣与实质上的脆弱。

全国医院截至 2005 年底欠医药公司达 2000 亿,医院返还给医药公司医药款首次突破 180 天。医院目前表面的繁荣是在欠账的基础上发展起来的,而实质是比较脆弱的。

9. 供过于求与供不应求。

医院成功的关键在于发现和识别顾客的需求,建立忠诚的顾客群体。患者到医院就医时,不需要花太多的时间就可以找到需求的医疗信息,门诊病房学科专家介绍是最便捷的营销方法,医院的核心能力就是疾病的诊治能力。

专家统计:人群中有 5% 的人患有器质性疾病,这就是真正的病人,全国近 3 万家医院争夺的就是这 5% 的人群,这就是所谓的医疗市场,是呈现"供过于求"的状态。60% 的人群属于亚健康状态,这里面有 10% 的高收入人群需要特需医疗保健消费服务。比如到口腔科就诊的 5% 是真正看牙病的,现在有 10% 左右的健康人群有洁牙或牙齿美容整畸服务需求,这部分特需消费是正常人,他们要求医院在环境上要好、服务上要人性化、设备要求高档安全化。医疗保健消费过程中要快乐,在这个 60% 的人群中医疗行业是供不应求的,医院决策者应分析 5% 的"供过于求"与 60% 的"供不应求"。

英国有个著名作家曾经发出感悟:"人生有两件重要的事,一是选择做正确的事,二是用正确的方法做事。"同样,任何单位和组织也不例外。

最后,我谨代表外科专家组对院领导多年来对外科一如既往的支持表示感谢。

(应杨晓燕院长之托,2006 年 7 月 16 日参加医帆中国医院管理班后给全院中层的汇报。)

理想的临床科主任是什么样的?

——2009 年我是如何管理科室的

汇报人:郸城县人民医院外外二科主任　王平振

尊敬的各位领导、各位同事:

大家好!

首先感谢以杨院长为首的领导班子给我这个平台,让我给大家交流一些管理上的体会。

科室定义:科室是医院最基本最重要的单位。各个科室水平的高低又体现了医院的整体实力,而科主任是每个科室的灵魂,科主任的能力直接关系到科室的兴衰,同时又影响到医院的发展,科室与医院是相辅相成的关系。

管理学上科室角色定位,医院领导是决策层、核心层,临床科室是执行层、操作层,决策层高瞻远瞩、运筹帷幄,谋划医院长远发展目标或计划;执行层是不折不扣地落实决策层的政策、工作计划。决策层是司令员、指挥员;执行层是战斗员,操作员。

理想的科主任是什么样的?

首先,科主任应医术高超,必须为学科带头人,关注本学科的最新发展,并在本专业具有自己的想法和建树,具有引导其他医师发展的能力,能提高科室整体科研业务及治疗技术水平。其次,科主任应达到"五会",成为"三名"。

"五会",①会做,首先要做好本职工作,不仅会做,而且要做好、多做、快做,(如外科医生做手术,内科医生做诊断),如果每一点都比别人高出一段,就必然会受到领导的重视,有更多的进步机会。②会讲,要练习口才,将自己所做的事情表述出来,在汇报工作时,要有言简意赅的表达能力。③会写,这也是靠平时积累,医师要写报告,写论文,论文是晋升的必备条件之一,平时积学如积宝,要多写多总结,刻意提高自己的写作能力。④会学,医生以学为本,要注重学习、注重实践,人生处处是课堂,人生不但要学有字书,还要学无字书,无字书就是沉默知识,例如言传身教。对医生来说,这一条最为重要,无字书也是社会知识,社会知识靠你的悟性来学习,世事洞明皆学问,正如周总理说:"与有肝胆人共事,要从无字处读书。"⑤会沟通,以此促进科室的团结和谐。

"三名",即三张名片,首先在专业技术上应该成为名医,好的科主任应该具备优秀医师的素质,这是对科主任业务素质最基本的要求。其次科主任应成为名师,作为科主任不但自己从事专业工作,而且还要负责抓好科室的教育工作,"艺高为师,德高为范",这是树立科主任作为"龙头"的保证。第三,追求应成为名家,这里说的名家是搞科研的名家,科研是一个科室的名片,是医务人员工作的重要部分,不可忽视。

理想的科主任应做到以下四个方面：①吃亏（更重要的是奉献精神），作为科主任，能力的培养固然重要，但更重要的还是吃亏奉献，缺乏奉献精神（肯吃亏）一切都是空谈。因此作为理想的科主任，要做好奉献一切的准备，奉献自己的精力把握学科发展的动态，奉献自己的时间去争取资金项目，奉献自己的经验为年轻医师铺路，奉献自己的敬业精神去影响科室的文化氛围。②会管理，科主任一般偏重医疗技术的提高，可是医院管理专家认为，精通管理的科主任可以说是凤毛麟角。因此对于科主任而言如何提高自己的领导管理能力和控制能力，调动激发全科医师的积极性，使全科上下团结一致，共同向着一个目标努力，与医疗、科研一样重要，同样也是科主任研究的重要课题。科室管理是一个过程管理，管理的本质就是问题管理，问题不在大小，关键是科主任要看得见，发现于萌芽状态。科主任要从管理的细节上看问题，从小问题上找原因，上升到管理层次。③清廉，清廉是不贪为宝。若修貌而不修心，贪财而不顾名，则是大病。科主任一旦染上贪毒，如在刀尖上吃糖，虽尝到了甜头，可有割舌之患，知足天地宽，贪得宇宙隘，挣钱恨不多，财多终伤人，磨刀恨不快，快了割人指，在钱财上，该止则止，终生不耻。《钱本草》可以治疗贪病，对人终生有益。还有一首陈毅的《手莫伸》说来与大家共勉："手莫伸，伸手必被捉，党和人民在监督，万目睽睽难逃脱，汝言俱捉不伸手，他道不伸能自觉。其实想伸不敢伸，人民咫尺手自缩。岂不爱权位，权位高高耸山岳，岂不爱粉戴，颂歌盈耳神仙乐……"。④仔细（近乎偏执的仔细），工作要认真、仔细、严谨。

此外，科主任应该人品要好，心术要正。科主任的最高境界：德在人先，利在人后，患者在先，个人在后。科主任角色应该是：老师、朋友、仆人、裁判员。

下面说说2009年我是如何管理外二科的。第一，提高执行力。监床科室是执行层，执行层的重要职责是落实医院工作制度，就是老院长朱广昌院长的一段话："下级服从上级，理解也执行，不理解也执行，不理解时在执行中加深理解"，从决策层的高度来悟执行。何为领导？《孙子兵法》中对领导的定义："智、信、仁、勇、严"。第二，本色做人，角色做事。穿上白大褂，给病人服务做事，一定要认清自己的角色。第三，团队意识。拓展训练提高科室的团队精神，善于团结大家，在科室医护之间、医生之间，团队意识一定要至上。第四，临床医疗的实质。美国著名医生特鲁多有句名言："有时去治愈，常常去帮助，总是去安慰"。去治愈需要丰富的科学知识和实践积累，治愈是有时的，不是无限的，这里的分寸要把握得很精细。给病人以帮助、以安慰，可以说是援助，这是医学的经常性行为，也是医学的繁重任务，其社会意义大大超过了治愈。技术之外，医生常常要用温情去帮助别人，从古到今，一切医学技术都是对身处困境的人的帮助，医学的作用只是帮助而已，不必渲染夸大。安慰，是一种人性的传递，是在平等基础上的情感表达；安慰也是医学的一种责任，它饱含着深深的情感，绝不能敷衍了事。如何学会安慰病人，坚持经常性的安慰病人，是一个大课题，尤其是对不治之症，即将被病魔夺去生命行将就木的病人，安慰是大智慧、大技巧、大学问。第五，要严于律己。管理的最高境界是通过人文知识感化提高,用制度管人,文化管心,制度管人叫我干,文化管心我要干。最后,用儒家经典《大学》中的一句话来结束本次的汇报交流,科主任也要"修身,齐家,治国,平天下"。

①修身。锻炼自己临床科研能力,提升道德修养。一个科主任,往往也是该学科的专家,需要面对临床难题,把握医学发展动态,而这一切离不开学术积累,治人之前首先自治,也就是自我提高。②齐家。是指管理好家务事,科主任不仅要管理好小家庭,还要管理好科室这个大家庭,协调好家庭成员的关系,才能更好地发挥集体的力量。③"治国"。是管理好整个科室的事务,科室事务包括医、教、研三部分,三个方面件件无小事,要使科研成员相互配合协调,需要一定的规章制度,人员合理分配。④"平天下"。是指放宽眼界,将科室融入医院大集体以及大社会中去。

最后,感谢县医院全体医生及同道同仁,在百忙中共同交流学习,不当之处请批评指正,再一次感谢杨晓燕院长、抓医政的于健院长给我这次机会来和大家共同交流学习。

神经外科未来发展趋势

主讲人：郸城县人民医院外二科主任　王平振

尊敬的各位院领导、各位同事：

大家好！

作为基层神经外科医生，我在基层神经外科临床一线摸爬滚打30年，正如北京宣武医院神经外科凌锋主任所说，神经外科医生有"四高"：高强度、高风险、高技巧、高压力。的确如此，神经外科临床工作，如履薄冰，如临深渊，外科医生要全力以赴，尽善尽美，同时要有"鹰眼、狮心、女人手"，始终要有"健康所系，性命相托"的责任在肩的使命感，这样才能做好神经外科专业临床工作。

顾玉东院士曾说："微创外科是21世纪外科领域里的新发展。"结合我自己的工作实践，刚毕业受大医周礼荣老师的感召，来到他身边从事显微外科手外科工作，在显微镜下工作已近10年，随后又在我县率先开展神经外科业务，又在神经外科专用显微镜下工作近20年，深深体会到当代神经外科医生只有掌握宏观（肉眼下操作）手术及微观（显微镜下操作）手术操作两种能力，才能胜任当今临床神经外科实践的工作。

神经外科未来发展方向是向微创化发展，表现为在显微镜下显微技术操作基础上，向脑室镜及椎间孔镜上发展，国内脑室镜以天坛医院神经外科张亚卓主任为团队，代表中国目前脑室镜的水平。另外，随着社会老龄化到来，脊柱退行性病变以颈椎病及腰椎间盘突出及椎管狭窄为主的疾病越来越多，在西方欧美国家这类疾病80%由神经外科医生来完成手术治疗，在中国90%这类病人由骨科医生来完成手术治疗。未来神经外科要掌握椎间孔镜技术，因为椎间孔镜技术是最后用于临床的脊柱内窥镜技术，掌握了椎间孔镜技术，神经外科医生就能在放大可视精准微创情况下进行手术，使神经外科医生在脊柱微创手术方面由必然王国向自由王国迈进。为适应未来神经外科微创化发展，2019年3月我参加了首都医科大学何明伟教授和天津医科大学马文庭、张亮博士开展的椎间孔镜冰鲜尸体实操学习班，通过学习，认识到椎间孔镜是未来神经外科微创治疗的发展方向。也就是说，未来神经外科向微创"三镜"上发展，即在显微镜下、显微技术基础上，向脑室镜及椎间孔镜发展，使神经外科外科手术逐渐向可视化、精准化、导航化、微创化发展，更好地造福患者。

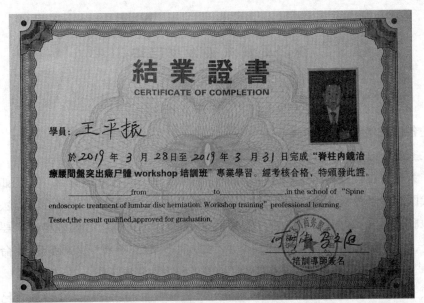

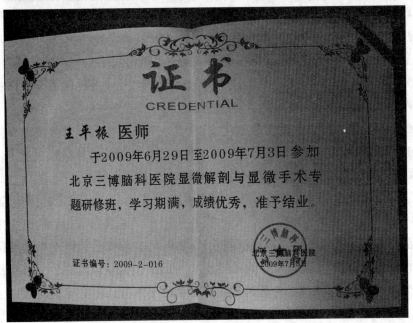

证书图片

学术交流

导言:"独学而无友,则孤陋而寡闻。"临床医生要敢于走出去,跟同行们学习,多参加学术会议及学术交流,借鉴优秀的成果为我所用,这样才能有所发现,有所提高,有所创造,有所贡献!

如下是一些学术交流时的图片展示。(图1至图13)

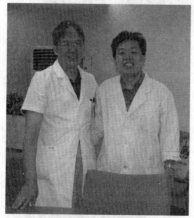

图1　笔者与北京三博脑科医院显微神经外科专家石祥恩教授

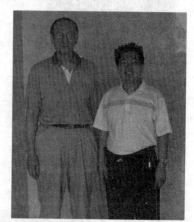

图2　笔者与北京三博脑科医院显微神经外科专家于春江教授

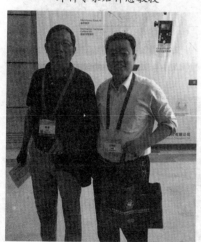

图3　笔者与上海华山医院胡锦教授

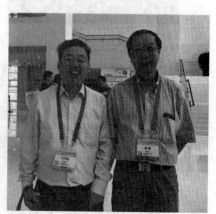

图4　笔者与四川大学华西医院神经外科主任游潮教授

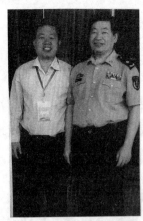 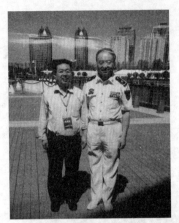

图5　笔者与西京第四军医大学　图6　笔者与海军总医院神经外科主任田增民
　　　神经外科主任章翔

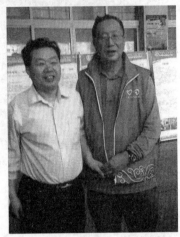 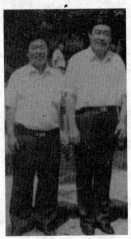

图7　笔者与国内著名心血管专家胡大一教授　图8　笔者与郑州大学一附院神经
　　　　　　　　　　　　　　　　　　　　　　　　外科主任宋来君

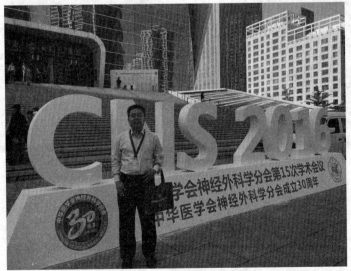

图9　笔者到兰州参加中华神经外科学会第15次学术会议照片

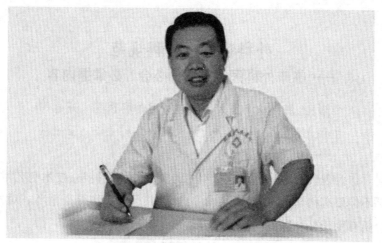

图 10　笔者的写作照片

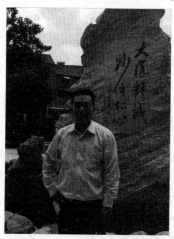

图 11　笔者在周礼荣院长题词的石雕前留影

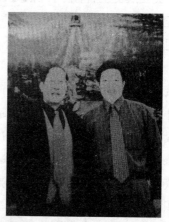

图 12　笔者与周礼荣老师合影

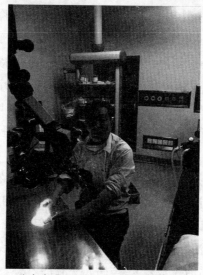

图 13　笔者在神经外科显微镜下练习间隙的照片

外科哲理　外科规范
——临床外科医生必读、必会、必掌握内容

作者:上海第二军医大学东方肝胆外科医院　高也陶
主讲人:河南省郸城县人民医院外二科主任　王平振

外科学作为现代科学只有近200年的历史。外科是科学、技术与艺术的综合,外科医师不但要有科学的思维,还要操作熟练,并且要操作得很精巧。对外科学进行哲理分析有助于外科医生的素质培养。

外科哲理

人类发展史上,科学曾经依附哲学系统,两者各自发展,互相影响不大。直到18世纪近代科学诞生后才发生了质的变化。至今,人们仍然习惯以哲理一词来表达高度精练与升华的认识理念。外科哲理的特征可以表现为以下几个方面。

(一)外科是技术。

最早的外科可能是人类对外伤的处理。经验与手法的积累升华为专门技术。随着外科手术的不断精细,分工也越来越明确。外科医生掌握手术技术的程度决定其成就。1909年,诺贝尔奖第一次颁给了外科医生——波恩大学的西奥多·科彻(Theodor Kocher),他用手术解除了甲状腺肿大病人的痛苦。其后,陆续有外科医生获此殊荣。每一新的手术式式的形成、发展和成熟,都是人类思维的创新与实践的积累,都带来外科领域的进步。

(二)外科是科学。

外科作为现代系统学科基于18世纪现代病理学和实验外科之上。1761年,著名外科医生摩加尼(Morgagni)出版《用解剖学研究疾病的部位与原因》,提出疾病部位在器官,临床结论必须符合尸体解剖所见。其后,汉特(Hunter)又把病理学、生理学与外科紧密结合,从而使外科不再是维持生存的治疗手段,而是建立在解剖学、病理学和生理学等现有生物科学坚实基础上的科学。麻醉与抗生素的应用使手术得以更加完善。外科医生的诊断与治疗以这些科学理论为依据。

(三)外科是艺术。

欧洲"文艺复兴"三杰,达·芬奇、拉斐尔和米开朗琪罗都为人体解剖做过贡献,达·芬奇更对神经与肌肉的关系做过详细描述;伦勃朗留下了不少关于人体解剖的著名绘画。但我们说外科是艺术时,是说外科医生的工作远远超过将科学理论简单地应用于诊断与治疗。外科医生把理论应用于实践是艺术,手术方式与手法是艺术,疾病的诊断与治疗是艺术,与病人交流是艺术。病人的利益是外科艺术的永恒目的。

司马迁在《史记》中记载,上古医师俞跗可以"割皮解肌,抉脉结筋,搦髓脑,揲

荒爪幕,湔浣肠胃,漱涤五脏,练精易行"。春秋时医师扁鹊见了齐桓公即知其病到何处,并指出病在腠理,可用汤熨;病在血脉,可用针石;病在肠胃,可用酒醪。我国古代名医对人体就如艺术家用笔或刀随意挥之,即可塑造新的生命。

英国神经外科大师威尔弗雷德·特罗特(Wilfred Trotter)说:"医学一旦成为艺术,它的主要的和个别的工具就是人类的能力。"因此,首要问题是注意力,要全心全意为病人服务而不是受自身烦念干扰,只有非常伟大的医生才能做到这一点。这一过程既非听其自然,又非随波逐流,而是积极努力去探索,往往在不经意间发现疾病的秘密。

(四)外科行人道主义。

医者,仁术也。外科行人道主义的特征是:

1.应对灾难。

天灾与意外事件给人类带来的伤害,比如地震、洪水、火灾、车祸,多需要外科手术来处理伤员。这不但是最古老的医学,而且只要人类与大自然,存在外科就必然存在与发展。

2.战争。

人类一方面发展武器进行互相残杀,一方面研究外科来治疗武器的创伤。外科医生常常在战场硝烟和枪林弹雨下救死扶伤。

3.去疾求生。

为了维持和延长生命,或追求功能的完美,外科医生将不得不切除个体病变、伤残或不利的部位。这种切除有时不会造成太大的影响,比如胃、胆囊、阑尾和脾的切除;有时却可造成残障,但生命却得以维持,比如截肢。

4.更新。

如器官或组织移植、外物植入、再造等。

唐朝名医孙思邈说:"若不读《五经》,不知有仁义之道;不读三史,不知有古今之事;不读诸子,睹室而不能默而识之;不读《内经》,则不知有慈悲善舍之德;不读《庄》《老》,不能认其体运,则吉凶拘忌,触涂而生。至于五行六壬,七耀天文,并需探赜。如能具而学之,则于医道无所滞碍,尽善尽美!"

外科规范

(一)外科实践与法律法规。

手术操作是外科实践的核心。加拿大医学家、教育家威廉·奥斯勒(William Osler)说:"学习疾病的种种现象,如果没有书,犹如在没有海图指引的海上:航行;有书而无病人,则是根本未去海上。"只有理论和书本而不进行手术操作,不能成为外科医生。

外科手术操作的对象既然是人,必然涉及法律法规。20世纪80年代起,医疗涉法案猛增。美国医疗纠纷1979年为每8位医生发生一起,至1983年为每5位一起,总数增加2倍。1984年,外科医生赔偿费用的比例比1981年增加38.6%。

1997 年起,我国每年医疗投诉的递增率均较其他投诉为高。有的外科教科书增加了"合法行医(legal medicine)"一章,特别强调外科医生必须尊重病人的权利。

法律法规首先保护的是生命,其次是财产,然后是家庭。这些都可因种种原因而与外科手术有关。因此,外科手术必须在法律法规的范围内实施。西塞罗(Cicero)说:"我们遵守法律是为了获得自由。"

外科医生特别要注意:

1. 生命健康权。

我国《民法通则》第 98 条规定,公民享有生命健康权。外科医师要特别尊重公民身体组织和器官的完整及正常的功能。因治疗需要切除病人器官或组织的,术前必须对病人或其家属细致解释理由及各种可能发生的情况,征得同意并签字为据。曾有外科医生行胃肠手术时,见卵巢有肿块,好心顺手切下,造成不必要的医疗纠纷。

2. 知情同意权。

《执业医师法》第 26 条明确规定这一权利。本款建立在第二次世界大战惨痛教训之上。1947 年 8 月 20 日,在纽伦堡审判大厅的被告席上,20 多名德国医师因在囚徒身上进行试验,被宣判为:"以科学的名义犯下谋杀、虐杀以及其他暴行罪。"纽伦堡审判为医学实验定了规矩,后人称作"纽伦堡法典"(Nuernberger code),其核心是:"人类试验必须是自愿的。"1964 年,这一法典进一步发展为"赫尔辛基宣言(declaration of Helsinki)"。

术前谈话时需告诉病人手术可能带来的不利预后,但不能因为已经告知,或可以积极采取措施避免时,实际上又不行动。法律上称为"不作为",必须承担责任。

3. 尊重隐私权。

《职业医师法》第二十二条第三款明确规定医师应关心、爱护、尊重病人,保护病人隐私。要注意,就连病人的病情也是属于隐私权范围,不可随意泄露。"希波克拉底誓言"(Hippocratic oath)明确规定这是医生的基本职业守则。在外科医生面前,病人各种隐私暴露无遗,但外科医生决不可以当作茶余饭后的谈资话柄,也不可未经司法途径随意告知他人。

(二)外科实践与专业规范(ehtics)。

ethics 一词有两个层次的含义,通常译作伦理,多指社会道德方面,而另外一个层次的含义——专业技术操作规范,却常被忽视。

1. 专业技术操作规范。

专业技术操作规范绝大多数在法律法规上无章可循,只是行业内的规矩,有的甚至只是行业中大多数人的共识。《外科学》教科书就是外科专业技术操作规范。在实际工作中,可能常会发现某种不同于技术操作规范的新技术、新疗法,但必须严格按照规定逐级审批,才可执行,否则就是违规。

2. 专业技术伦理规范。

包括四个方面：①什么是"人"；②人应承担何种责任与权利，享有怎样的愉快和价值；③了解人在这个世界的感觉后再讨论医疗问题；④从自然定律到宗教观点等不同人文基础都要加以考虑。

随着科学与技术在医学领域的不断发展，诊断到了分子和基因水平，机器人可以进行复杂的心脏手术，人们越来越意识到科学与人性、技术与感情之间的矛盾。例如：由于有了许多先进的辅助诊断设备，外科医生几乎无须与病人更多接触，就可以确定手术。对病人来讲，一位没见过几面、没说过几句话的医生就要为自己开刀，取去身体的某个部分，其恐惧与焦虑可想而知。

因而，外科医生在考虑手术时，要注意到：生命整体与部分的关系，躯体与精神的需要，病人作为社会的人有社会、家庭、财产等问题，这就是医学的生物心理社会模式（biopsychosocial model）。

（三）外科实践与美学。

美学（aesthetics）涉及艺术领域的哲学范畴，讨论美的本质问题，以及人对真、善、美的感受。外科医生既掌握医学理论，又拥有手术技能，高超的外科医师就是优秀的艺术家。

1. 追求人体的外表美。

古希腊罗马留下的大量人体雕塑，体现了对人体美的刻意追求。亚里士多德（Aristoteles）说："一个有生命的东西或是任何由各部分组成的整体，如果要显得美，就不仅要在各部分的安排上见出秩序，而且还要有一定的体积大小，因为美就在体积大小和秩序。"外科医师在手术时常要考虑到空间、线条、功能和时间的和谐。静态的雕塑是三维空间结构，外科医师对生命机体的雕刻则要在四维的时空结构上进行。

2. 追求青春与性感的美。

外科医师的手术刀可以用来与时间对抗，改变因为岁月显现的容貌、器官的位置与功能，甚至改变性别和种族特征。手术刀有时可以解决生理、心理和社会的需求。但要注意，有时特征的改变常常与法律密切相关。

3. 追求生存质量。

外科医生用手术刀来增进机体功能，改善生活质量，提高生理上的舒适，获取感觉上的愉快，满足生活中的各种需求。例如，根据统计学资料研究，冠心病病人行搭桥手术与内科保守治疗对生命的延长没有显著差异，但前者的生活质量明显要高于后者。骨癌病人进行截肢手术与内科保守治疗的生存期也基本相当，后者虽然保留了全肢，但在余下的生存期中则要承受化疗的痛苦。

外科医生的手术刀可以雕刻出形式的美、性感的美、功能的美以及生活的美，但这些美还必须与理性的美、道德的美结合，才能体现出艺术美，达到真正的高于自然美的境界。

（四）外科实践的最终目的。

外科医生的根本理念是：如果无能为力，不要造成伤害。外科医生拿起手术刀时，不但应考虑到机体外在形式，还要考虑到生命的内在精神；不但要追求外在形式和谐流畅，还应力求内在质量完美尽善；不但要寻求外在形式与理念存在融为一体，还应努力使内在精神与质量充满生命热情。换句话说，把你的爱心与艺术奉献给需要你帮助的生命。从临床实践来看应该做到：

首先，掌握正确的认识观念、思维方式和逻辑判断，以求在理论上炉火纯青、技术上精益求精。其次，遵循法律法规及专业技术规范，确保病人不受伤害、自己不受困扰，在安宁清静自由的环境中工作。最后，力求尽善尽美地治疗病人，不但要从生理、心理及社会方面解决病人的痛苦和需要，还应努力争取从国家法律及社会道德上改善病人的状态。

下面是一些自己的体会。在座的外科医生，大家要务必知道以下几点。

科学上讲：我们能做什么？

伦理学上讲：我们该做什么？

法律上讲：我们准做什么？

在座的外科医生，我们还应做到：

在探索中经历痛苦，在发现中回味快乐！

在抢救中承受压力，在康复中享受快乐！

在合作中体会宽容，在理解中尝到快乐！

在研究中耐受寂寞，在成就中升华快乐！

在座的外科医生，让我们铭记：

人类生命在抗争中延续，

医生在挽救生命中成长！

（外科医生入职第一课培训内容）

特殊病例展示篇

引言：无论是年轻的临床医生，还是经验丰富的临床专家，疑难典型病例都给了医生们一个锤炼考验自己的机会，一个学习提高的机会，一个开展临床科研的机会。疑难典型病例诊治具有很好的探索性、研究性，有时具有戏剧性、故事性，还具有需要坚持到底的战斗性。既疑且难，但这并不会使有志于救苦救难的医学家、临床医生们退却。正如疑难大案的疑难程度越高，福尔摩斯的破案兴趣和决心越大一样，"医生犹如侦探，诊断犹如破案"，其诊断、救治的成功，正是上苍赐予医生们最好的奖赏！一代名医正是源出于此。

疑难典型病例在临床工作中虽然不是多数，却也会经常遇到，真正的诊断信息隐藏在"疑难"与"复杂"的临床表现、临床观察之中，最后表现在病历资料及个案报道中。

郸城县人民医院为一名罕见连体婴儿手术分离成功

记者　赵连洲　　通讯员　王平振

本报讯　郸城县人民医院近日传出喜讯,罕见的连体畸形5月龄男婴在该院实施手术分离获得成功。

3月25日,郸城县人民医院收治一例来自该县胡集乡的连体畸形婴儿。患儿"主体"发育成全人形,B超检查"主体"有心脏伴有畸形,听诊闻及5级以上杂音。另一连体无头、无腹腔、无肛门,两上肢各发育成1个小手指,双下肢、盆腔及外生殖器齐全。该"寄生体"盆腔面与"主体"胸腹面相吻合,"主体"腹腔与"寄生体"盆腔相贯通。由于"寄生体"一直趴在"主体"腹上,患儿吃奶后不能仰卧。

为了挽救患儿,使其恢复正常发育,该院有关科室主要业务技术骨干术前进行了认真会诊及病例讨论,在取得一致意见的基础上,由业务技术骨干组成手术小组,由时任外一科主任张德峰主刀,于4月1日上午对畸形患儿实施手术分离。术中发现"主体"腹腔内肝系膜动脉及大网膜血管是"寄生体"血供通道,"寄生体"盆腔内有许多未发育成熟的幼稚器官,"主体"腹腔内部分肠管与"寄生体"盆腔内容物相连,参加手术的医务人员通力合作,经过3个小时的努力,连体婴儿分离手术获得成功。

术后外科医护人员严密观察患儿的生命指征,7天后,患儿安全度过危险期,至发稿时,患儿已康复出院。据悉,为如此年幼且伴有心脏疾患的连体畸形婴儿实施分离手术,在国内尚属罕见。

连体婴儿术前术后照片如下图。

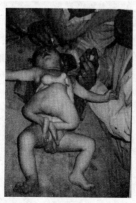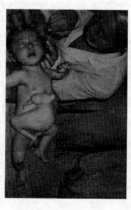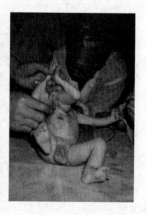

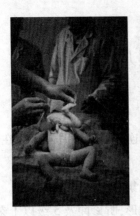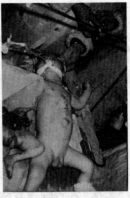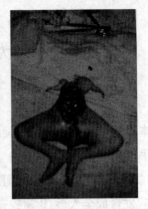

连体婴儿术前术后照片

四条腿宝宝6年后长什么样?

报告者:河南省郸城县人民医院外二科主任　王平振

亲生父母无情,人民医院有大爱,2013年4月25日,河南省郸城县人民医院因抢救四条腿弃婴宝宝及另外3名弃婴,受到全国广大网友的关注。2013年5月18日全国各大网站及新京报、北京晚报报道及转载,一时间成为轰动全国的新闻。该男婴当年6月16日在原北京军区八一儿童医院做了分离手术,时隔6年,四条腿宝宝6年后长成啥样呢? 很多网友一直想了解这个答案。日前,郸城县人民医院对这名儿童进行健康体检,现将其体检情况报告如下。

1. 四条腿弃婴如何被发现的呢?

2013年4月25日,一名网友给郸城网的工作人员发去了一条求助信息,在郸城南丰镇李三元庄村头发现了一名被遗弃的刚刚出生几天的男婴在声嘶力竭地哭叫,希望能借助网络帮帮这个孩子。由于天冷,婴儿的襁褓外还裹着一件蓝色的外套,旁边放着奶瓶。当人们打开襁褓时惊呆了,这个婴儿竟然拥有两套生殖器官和四条腿。于是,这名工作人员通过微博在网上发布了求助信息,很快,孩子在爱心网友的帮助下,被转送到了郸城县人民医院儿科病房。(图1)

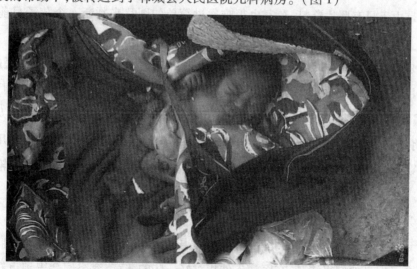

图1　刚被发现时的四条腿弃婴

很多爱心网友相约一起来病房看望被遗弃的四条腿婴儿(图2)。4月27日,当大家带着奶粉、尿不湿等物品来到医院时,却惊讶地发现儿科病房先后还收治了另外3名因各种原因被遗弃的婴儿。这些婴儿中,年龄最大的只有5个月。由于当地没有福利院,医疗条件又十分有限,这些孩子如何治疗成了让医院和网友们共同关注的问题。

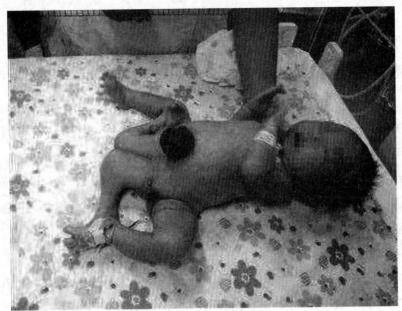

图2　已入院的四条腿弃婴

有一名志愿者再次发微博为4名弃婴求助。很快,北京那边就有了回音。天使妈妈基金让当地的志愿者把孩子的相关情况发过来,向北京专家询问孩子的病情。但是由于只有照片资料,专家也很难通过简单的图片来判断4个孩子目前的状况。

于是,2013年5月13日,天使妈妈基金的工作人员抵达了郸城县人民医院。在县人民医院、属地派出所、民政局、救助站以及当地热心志愿者的多方协调下,2013年5月14日,原北京军区八一儿童医院也派出专车前往河南周口郸城县人民医院,将这4名弃婴接到北京进行检查和治疗。由于从北京开到郸城需要十几个小时,八一儿童医院为了能让弃婴尽快到北京治疗,特意配备了两名驾驶员轮流开车。

2.为治疗弃婴转运北京进行治疗。

看到这4名弃婴将被接到北京治疗,郸城县人民医院儿科的医生和护士们都依依不舍。但是他们很清楚,在医疗条件相对好一些的北京,弃婴们会得到更好的照顾。由于没有名字,志愿者们还给他们起了好听的名字,长着四条腿的宝宝叫王天来,唇腭裂宝宝叫徐天乐,先心病宝宝叫王天赐,手脚畸形宝宝叫王天意。

2013年5月15日凌晨4点,4名弃婴顺利抵达八一儿童医院。外科医生黄柳明告诉记者,目前这4名婴儿情况比较稳定,但先心病宝宝小天赐出现了肺炎。"我们先期会对这4个孩子进行检查,然后再确定治疗方案。"

158

3.2013 年 6 月 16 日,原北京军区八一儿童医院给四条腿宝宝成功做了分离手术。

四条腿宝宝的命运牵动了不少爱心人士的心。网友从天使妈妈基金会了解到,2013 年 6 月 16 日,四条腿宝宝已经进行了腿部正畸手术,目前孩子在重症监护室,情况暂时稳定。网友于 2013 年 6 月 20 号通过视频获悉,四条腿的宝宝位于下半身中间部位的两条腿已经通过手术进行了切除,但两套生殖器官以及两个肛门仍然保留。2013 年 6 月 30 日原北京军区八一儿童医院宣布四条腿的宝宝王天来手术分离成功。

4.四条腿宝宝健康长大。

志愿者从郸城出发前给长着四条腿的宝宝起名叫王天来,在北京手术及康复治疗结束后,回到郸城光荣福利院,郸城公安、民政等各部门为了男婴健康成长,给予了政策上的关爱,在福利院各位工作人员的悉心呵护下,已长成活泼可爱的小男孩。

5.2019 年 9 月,6 年后四条腿男婴术后体检情况。

6 年后,当年四条腿的宝宝王天来再次回到他的"娘家"郸城县人民医院,医生在外科专家诊室对其进行体检,报告如下。

王天来,男,6 岁,身高 87cm,发育可,营养中等,心肺听诊无异常,肝脾肋下未触及,肠鸣音听诊正常,双上肢发育正常,头颅及颈部发育正常,脊柱从胸椎以下发出两个骶尾骨,臀部比同龄儿童宽平,下腹部脐以下向前膨隆,有一"Y"形刀口瘢痕,小腹两侧各有一个男性生殖器,即两套生殖器官,以及两个肛门仍然保留,嘱其排尿时两个尿道口可以同时尿出(图 3)。骨盆宽大有骨盆倾斜,脊柱有生理性侧弯,右腿较左腿短 2cm。由于骨盆倾斜代偿双下肢行走不跛行,智商智力好,计算力、反应性及对话良好,随行老师说王天来聪明伶俐,活泼好动,在大班学习成绩好。6 年后王天来终于又回到给他第二次生命的"娘家"郸城县人民医院,外科专家认真仔细地为其进行术后健康体检,随行的光荣福利院领导及带教老师代表王天来小朋友向全国各位网友、爱心人士、新闻记者、抢救治疗的各位医务人员,以及一如既往关心爱护王天来的社会各界人士表示感谢,是大家共同的爱心给了王天来第二次生命!

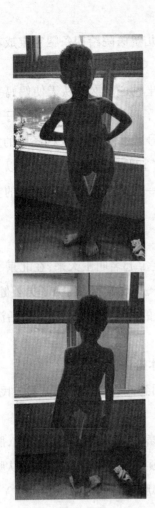
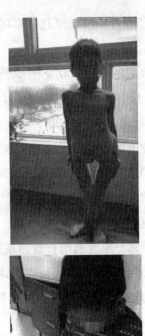
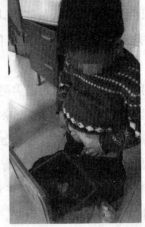

图3　已经6岁的四条腿王天来

儿童早老症

儿童头大不一定就是脑积水,请认识一种儿童罕见病:儿童早老症。

儿童早老症又称早老症、早老矮小病。全球平均每400万到800万个新生儿中就有1个患有早老症,患病的孩子虽然出生时看似正常,但一年多后就会出现加速衰老症状。他们的衰老速度相当于正常儿童的5至10倍,通常在13岁左右因心脏病发作或中风等而死亡,该病病因未完全明了,可能为常染色体隐性遗传,但病童的心智年龄大多与同龄儿童无异。

早老症的特征,是生长发育障碍,使病儿成为侏儒。在婴儿期,就长得不快,周岁以后,更加缓慢。10岁后,依然如4~5岁的小儿。有与年龄极不相称的老态,全身消瘦,皮脂缺乏,青筋暴露,皮肤丧失弹性,眉毛头发稀疏,甚至全部脱光。头部相对较大,看上去似乎有脑积水,鼻呈钩形而突起,下颌狭小,使面部呈鸟形脸等。

独特外观:身体矮小,体重下降且和身高不成比例,性发育不成熟。皮下脂肪组织减小。头和面部不成比例,头部所占面积相对较大,而面部相对较小。下颌比正常人小。头静脉明显,脱发呈普遍性。眼呈鸟样外形,胸呈梨形,锁骨短而发育不良,姿势呈骑马形,两足分开的宽度大,走路时拖着两脚,髋外翻,大拇指细,关节永久性强直,最有特征性的临床表现为皮肤变薄、紧张、干燥、皱褶。许多部位可见棕色点状色素沉着。下腹部、大腿和臀部的皮肤呈硬皮病样表现。耳尖突起而耳垂小,指甲营养不良。

一些老年性疾病,可以在5~6岁的早老症小儿身上出现,例如:高血压、心绞痛、骨质疏松症,甚至发生中风等,早老症病人常在第二个10年中被心肌梗死夺去生命。

如图所示,早老症患儿胡某,男,7岁,河南省郸城县白马乡人,1岁多后发现早老症,父母发育均正常。

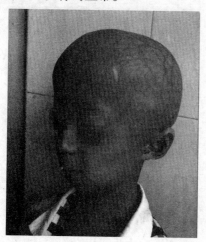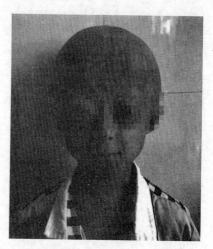

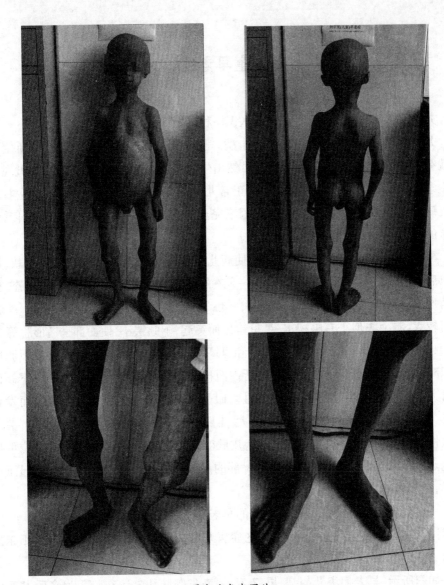

早老症患者图片

首例巨大脑膜瘤切除术

郸城县人民医院神经外科 2009 年 2 月 27 日完成的首例巨大脑膜瘤切除术。如图 1 ~ 图 9。

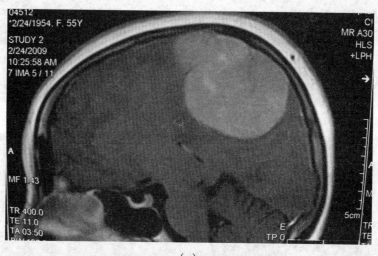

（a）

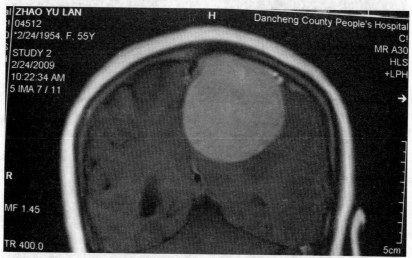

（b）

图 1 周某,男,55 岁,巨大脑膜瘤术前磁共振影像

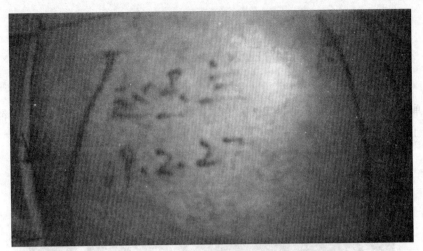

图2　周某,男,55 岁,巨大脑膜瘤术前画入颅骨瓣照片

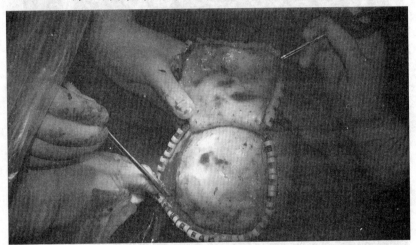

图3　周某,男,55 岁,巨大脑膜瘤术中入颅照片

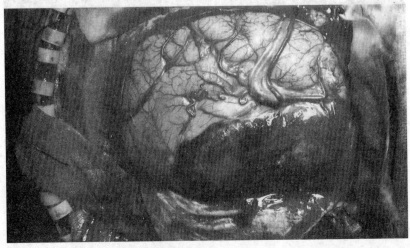

图4　周某,男,55 岁,巨大脑膜瘤术中切开硬膜所见

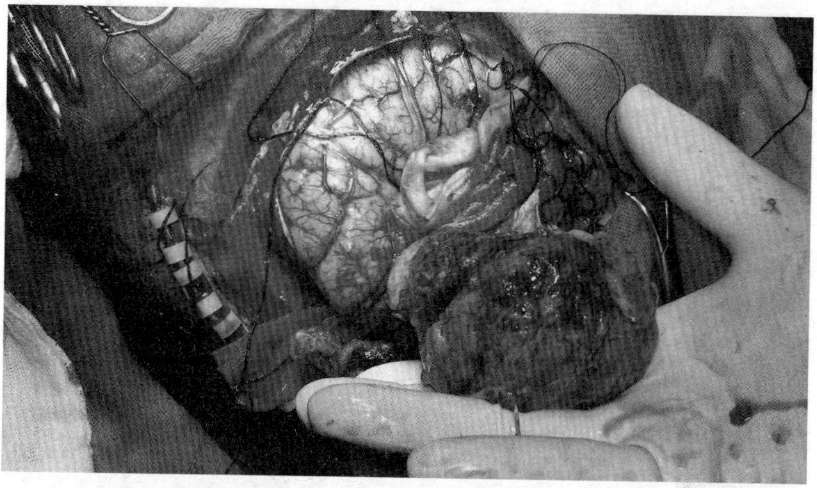

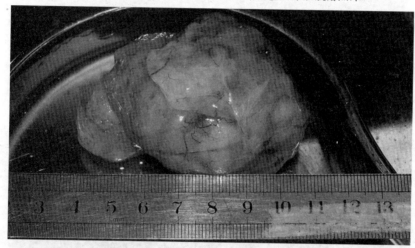

图5 周某,男,55岁,巨大脑膜瘤术中完整切除脑膜瘤照片

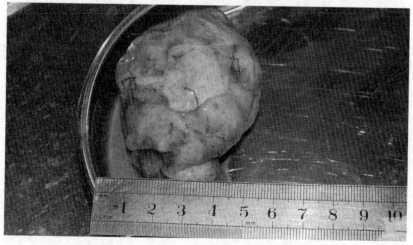

图6 周某,男,55岁,巨大脑膜瘤长约7.6厘

图7 周某,男,55岁,巨大脑膜瘤宽约5.2厘米

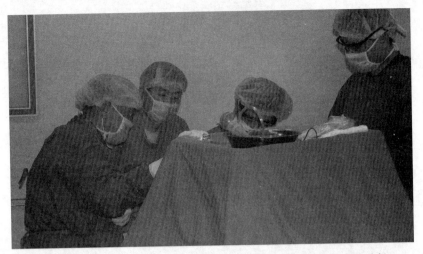

图8 参与手术的医生(左一:常近乐副主任医师,左二:王平振主任医师,
左三:刘卫华副主任医师,左四:邢伟主治医师)

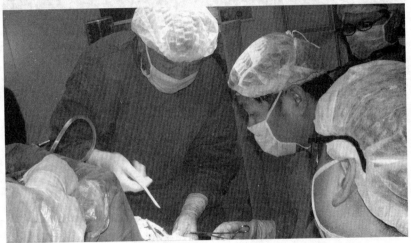

图9 刘卫华副主任(左一)在为病人手术

读书札记篇

医生是一个终生学习的职业，活到老，学到老。医生的职业特点是：工作学习化，学习工作化。近代著名外科专家裘法祖院士就以"做人要知足，做事要知不足，做学问要不知足"作为自己的座右铭。从这句话中可以看出裘老希望当代医生要跟上时代，并成为一名合格的白衣天使。不能满足已有的知识，要在临床上终生学习，力求进步，努力提高自己的临床诊治水平及能力，达到"博学笃行，精医济世"的境界。但要想达到这种境界，临床医生必须要树立"博极医源，精勤不倦"的学习精神。临床医生学习包括两个方面：首先，勤于阅读，尽快掌握当今医学先进的专业知识；其次，勤于实践，将学到的新知识运用于临床实践，在为病人服务中提高自己的能力和水平。

一艺三善

清代名医　叶天士

良医处世,不矜名,不计利,此其立德也;
挽回造化,立起沉疴,此其立功也;阐发蕴奥,
聿著方书,此其立言也。一艺而三善咸备,
医道之有关于世,岂不重且大耶!

　　这段话的意思是说:良医处于世,不为傲慢于自己的名声,不计较自己的利益,这就树立了他的品德形象;能挽救天地所创造化育的患者生命,妙手回春,使危重之病迅速痊愈,这就建立了他的功劳;阐发深奥精微的道理,著书立说,撰写医学著作,这就建立了他的言论思想。医生就应该在掌握医学这门手艺的同时具备上述三种善德,可见"医道"对于世间而言,是非常重大的事情。叶桂(1666—1745),字天士,江苏吴县(今江苏苏州)人,清代著名医学家,是中医学史上温病学派的奠基人之一。良医处世,立德、立功、立言之"一艺三善",是叶天士行医的标准,也是他一生的奋斗目标,是他实现儒家所倡导的家国情怀的具体体现。叶天士完成了立德、立功、立言"三立"的宏愿,便成就了他一代苍生大医的美名。叶天士曾是清朝"众医之冠",无论医学理论,还是治学态度,都是值得后人借鉴和学习的宝贵遗产。
　　良医具备"三善"现在所指:①具有高尚的操守,不贪图名利;②具有精湛的技艺,能妙手回春;③具有自己的学术思想,能著书立说。作为当今新时代的医生,要追求三善,从思想境界、医疗技术和著书立说上,逐步向更高的境界努力,争取成为一名人民满意的杏林良医圣手。医贵三善,是医生终生的追求。医生在追求三善的过程中,要达到"除人类之病痛,助健康之完美"的境界。

典论·论文

三国　曹丕

　　盖文章,经国之大业,不朽之盛事。年寿有时而尽,荣乐止乎其身,二者必至之常期,未若文章之无穷。是以古之作者,寄身于翰墨,见意于篇籍,不假良史之辞,不托飞驰之势,而声名自传于后。故西伯幽而演《易》,周旦显而制礼,不以隐约而弗务,不以康乐而加思。

　　夫然,则古人贱尺璧而重寸阴,惧乎时之过已。而人多不强力,贫贱则慑于饥寒,富贵则流于逸乐,遂营目前之务,而遗千载之功。日月逝于上,体貌衰于下,忽然与万物迁化,斯志士之大痛也!

　　笔者常以上述几句话来勉励自己认真撰写医学论文。作为当代医生,在完成繁重的医疗工作之余,不要忘记撰写总结文章。立德、立功、立言,在实践中真正落实医迫三善。正如魏文帝曹丕所说,文章是关乎经邦治国的伟大功业,是可以不朽于人间的盛美之事。人的年龄寿夭有时间的限制,荣乐也仅能终于一身,二者都终止于一定的期限,不能像文章那样流芳千古,没有穷期。所以,古代的作者,把自己的思想意见表现在文章书籍中,就不必借史家的文辞,也无须托高官的权势,而声名自然传于后世。所以,周文王遭到幽禁时而推演了《周易》,周公旦显贵时不忘制作了《礼》,(文王)不因困厄而无所作为,(周王)不因安乐而改变志向。如此,所以古人看轻一尺玉璧而看重一寸光阴,这是惧怕时间的流逝不返。然而很多人不愿努力,贫贱时害怕饥寒之迫,富贵时又沉湎于安逸之乐,于是只知经营眼前的事务,而放弃了能流传千载不朽的功业。太阳和月亮在天际流转移动,体貌在地上日渐衰老,无觉察间便与万物同化一体,这是有志之士痛心疾首的事情!

不为良相，便为良医
——医与病的关系

不为良相，便为良医。这是中国古人的处事名言，良相是国君之辅佐，是治国安天下的栋梁；良医是生命之卫士，是人生快乐安康的保障。良相良医同日而语，治国济世相提并论，说明医对于人世是不可缺少并且是极为高尚的。

悬壶济世，是中国杏林人士的目的，生老病死是人生不可避免的，生的沉重劳累，老的虚弱萎靡，病的痛苦悲伤，死的绝望恐惧，使人生显得艰难困苦。是医者，用其关爱天下的人道襟怀为生命解除痛苦，增强活力，增添人生战胜困难病灾的信心和勇气。医者悬壶济世，靠的是医德、医道、医术。可以说，没有医就没有病，只有痛苦和死亡。因为疾病是医家诊断出来的。有病就有治，无病则无从治。医家根据病情，探索病源，研究病理，研制方药，因此有医就有病，有药就有治，有医有病有药就是对生命健康的珍爱，就有与病痛对立的健康快乐的感受。医者，是人生幸福快乐的天使。

病是医家发现并总结出来的，病与医的关系是魔与道的关系。所谓魔高一尺道高一丈，说明医与病之间的关系在不断地发生变化，曾经被视为不治之病在医者与病者的努力配合下，被控制，被治愈。但因社会环境的变化，人的生活条件的改变，新的病症又不断产生，人们又被新的病魔所折磨，人生的快乐幸福受到危害，如癌症、艾滋病等。医家便又在新的挑战面前进行新的探索，直至出现新的药术从而征服病魔，保障健康。

医生是伟大的，是他们帮助患者战胜病魔的挑战，是他们帮助患者经受环境和命运的考验，是他们帮助人们体会到生命健康的珍贵。

病痛是难免的，无论富贵还是贫穷，病魔一视同仁，伺机侵犯，即使在富贵的人家，疾病与财富也形影相伴（富贵病）。即使在现代的都市，病痛也会随科技一同直入人间（都市病），疾病是人类狡黠的对手，不让人类有丝毫的松懈，乐极生悲（豪饮、暴食、淫乐而致疾病）的故事不断地重演，即使在老年，也让人不得安闲（老年病多发）。没有狼，则羊群不壮；没有病，则人类不旺。只要有了医者的关爱，再加上人们的自律锻炼，病痛则不怕。有了医者的发现、卫护和共同与病痛作战，人类才不断进步更加强健。

良医因势利导，对症施治，既治身疾，又治心痛，更治困难。孙中山、鲁迅、郭沫若均为医家出身，在国家危难之际，弃医从文，为中华民族事业建立显赫功勋，成为医家楷模，为病是除。故医者，人之身心之相，安国之相也。

不为良相，但为良医就是：进则为官，安邦治国，平定天下；退则行医，救死扶伤，造福黎民。这就是古代儒家的处世之道。儒家以济世利天下为人生最高理想。所以对医者来说，也就是儒心仁术。

笔者摘自《当代名医》卷中《不为良相，便为良医》以自勉。为医者，要有家国情怀，要有一颗胸怀天下的仁心，有为病人解除病痛、悬壶济世的仁术。医学博大精深，非一朝一夕可以领悟，尚有很多未知的医学原理等待去探究。只有经受躯体和灵魂的双重考验，我们才能在疾病面前镇定自若，才有可能在死亡面前将生命夺回。医路漫漫，有坎坷和荆棘，新时代的医生要在这条路上勇敢地走下去，努力做一个良医。

医生与病人

郎景和

病人和医生第一次见面,第一眼,最初的印象很重要!

对于病人,无论年轻还是老迈,无论漂亮还是丑陋,无论富有还是贫穷,无论权贵还是百姓,医生都应一视同仁。他们都只是病人:没有技术傲慢,没有疾病歧视,没有阶层偏见。医生给予他们的都是关爱。

对于医生,无论男子还是女性,无论是青涩还是老道,无论是率直还是婉约,无论活泼还是沉稳,病人都要一样被尊重。他们都是医生:没有金钱傲慢,没有权利傲慢,没有年龄歧视,没有性别偏见。病人给予他们的都是信任。

医圣希波克拉底早已有言:医术包括三方面:疾病、病人和医生。病人必须和医生一道对付疾病。医生和病人相见伊始,就应心连心,手拉手,齐步向前走。如此健康之路才能宽阔,生命之树才能长青。

病人和医生一初见,彼此还陌生。虽天长日久,仍会有差异。

医生与病人的感受不同:患者是按照自身体验看功能或者问题的,而医生是按照医学规律去审视病情决定处理方案的。所以,行医实际上是对另一个生命体的悉心体察和感情交流。如果没有同情、怜悯(这个词没有错)、关爱与感情因素,知识和技术的价值将大为降低!

医生和病人的价值观不同:医生更想减少诊治风险并控制疾患进展,而这些常常是相对的。病人则希望没有任何痛苦和副作用,甚至彻底摆脱病痛获得痊愈,常常是绝对的。两者要拉起手来,缩小距离,斩断任何一只手都不对。要弥平沟壑,坦诚相待,任何一方不努力,都不可取。况且,每一位医生和每一位病人都有其不同的文化观念、社会环境、生活方式和人际关系等,谁都不能把自己的观念强加给对方。重要的是双方都应感到平等,相互之间心存感激。

行医是个过程。医生的一招一式体现的是技术,更是内在品格。就医也是个过程。患者每时每刻关注的是结果,更是内心感受。

医生在临床工作中有三条基线:

心地善良——医生给病人开出的第一张处方是关爱。

心路清晰——从繁杂的现象中清理出诊治方案。

心灵平静——会遇到各种难治的疾病,也会有些难处的病人。

病人在接受诊治时也有三条基线:

心地善良——病人给大夫的第一感觉是尊重。

心路清晰——把自己最痛苦的、最需要解决的、最强烈要求的告知大夫。

心灵平静——有时是治愈,常常是缓解,总是被慰藉。

医生与病人都应有四个敬畏之情：

敬畏生命——每个人的生命只有一次。

敬畏病人，敬畏大夫——病人把健康和生命交给大夫，病人是大夫最好的老师；大夫负责病人的健康和生命，为此应不遗余力。

敬畏医学——医学是未知最多的瀚海，是庄严、神圣的事业。

敬畏自然——自然不是神灵，是规律和法则。

病人与医生之间就应该是这样的啊！

2013年1月18日（农历壬辰年十二月初七）笔者读书札记。源于《健康报》人文随感，作者为中国工程院院士、北京协和医院妇产科教授。好的医生可以利用有效的手段与病人进行良好的交流，这对医生和病人都有益。通过交流，医生可以更准确地判断出病人出现的问题；病人对自己的病情及治疗也会有更多的了解，更容易接受医生的建议，对自己所接受的治疗才会感到更满意。此外，通过交流，可以更好地减轻病人的担忧、焦虑和心理压力；医生的能力也会相应得到提高。郎景和的这篇《医生与病人》着重讨论了医生与病人之间交流的主要内容，影响医生与病人之间交流的主要因素，描述了有效交流的技巧，并讨论了医生如何才能获得这些技巧。这是临床一线医生处理医患关系不可多得的指南，尤其是在当前医患关系非常紧张的情况下。受郎景和教授此文触动，2014年6月特购买《医道》进行阅读，特别推荐给外科医生阅读，相信会收获颇丰！

杏林谆训

四川达州市卫生局　杨仁明

　　杏林者,医之所寓也,关乎生死,系福于家国,万家所赖,万民所依。起疫、染疾、滥伤谓之三源,医院、医疗、医生谓之三策。源出而策应,策固则源清,亘古相传,一脉相承。

　　医院者,诊病用药之所,康复养心之园。医疗以为附,医生以为业,一体同裹,共存共进。环境素雅,洁净整齐,绿树掩映,花草相随,文明和谐,秩序井然。勿有杂沓之举,忌生喧哗之音。遵于公理,涵于公心,恪于公平。凡求救者,不限于贵贱尊卑,不分于高下贫富,以轻重为鉴,因缓急有别,危重者优先,轻微者缓行,循证而诊,对症而治,则人人信服,事事和顺也。

　　医生者,以医为业也,博于学精于艺厚于德者,尊为大医;学逊艺专而德厚者,视为良医;学浅艺拙而失于德者,则为庸医。古人云:"医者,仁心"。只其一也。天下黎民,皆为兄姊;山野城乡,俱为苍生。呼救起于无时,救援不可延误。凡从医之人,宜忠于天职,好学不怠,兢兢业业,博于爱,精于术,载以德,施以仁,镇定从容,心无杂念,勿分昼夜,勿计阴晴,风雨兼程,应对有方。躬亲于患者,自悟医患同根,推己及人,感同身受,百问而不厌,受辱而不憎,明以原委,晓以虚实,常抱体恤之情,常怀怜悯之心。不依技谋利,不因功诱财,不巧言令色,不以亲疏论彼此,不以美丑生庞嫌。此为从医之根本,修养之首要。若此,则大医之象成矣。

　　王平振医生读《健康报》所作札记。作者杨仁明用诗赋的形式真切地表达了自己对如何办医院,如何做医生的思考和感慨,值得学习!作者把医生分为大医、良医和庸医,三者的差别犹如分水岭,强调了做医生首先要有医德,高超的医术寓于高尚的医德之中。没有高尚的医德,谈不上有高超的医术。该文对我们每个医生都有勉励和警示作用,只有做到德术并举,才能成为良医、大医。

读《张孝骞》札记

——加强学习　赶上时代

　　人体疾病是一个极端复杂的过程,受着许多因素的影响,同一种疾病在不同条件下差异极大,不一定都符合书本上的典型描述。医务工作者应以有限的知识,发现主观认识与疾病客观规律之间存在着的较大差距。几乎每一患者都带来一个不同程度的新课题,有待探讨解决。因此,医师们决不能故步自封,囿于书本上的知识,不能满足于疾病的表面现象,必须理论联系实际,探索本质。这就要求谦虚谨慎,勤勉学习。一方面,利用巡诊、会诊、会议等形式,集体讨论,反复推敲,实行学术民主;另一方面,求助于国内外文献报道,多方借鉴他人的间接经验。遇到疑难问题,一定要锲而不舍,多次总结学习,务求最终得出答案。失败的教训也须珍视,多方分析,列为鉴戒。现在医学进展十分迅速,不断出现新论点、新疗法,甚至新疾病,尤其需要结合临床实践,带着问题,虚心学习,以求迎头赶上。否则不仅落后于时代,也无以对病人负责。

　　毛主席说:"读书是学习,使用也是学习,而且是更重要的学习。"临床医师应以有限的知识面临无限复杂的医疗任务,几乎每一个具体病例都是新的课题,学习不仅必要,而且是完全同工作统一的。临床学习也必须重视实践。首先要学好临床基本功,要锻炼观察能力,养成全面观点,掌握临床思维方法。只有基本功过得硬,才能真正深入临床实际,不断在工作中提高。经验告诉我们,基本功做得越多,越熟练,对临床工作的思想感情越浓厚,就为更深入地临床实践和临床学习准备了必要的条件。

　　临床学习要通过实践,这不等于说学习可以偏废理论。临床理论知识是集体经验的总结,是疾病的一般规律,起着指导实践的作用,具有与医疗技术基本功相同的重要性。但是,书本知识到底是间接的经验,其中不少仍需要实践的检验,有的甚至不可靠。在医学的发展过程中,旧的理论被推翻,新的知识加入,如此新陈代谢,永无止境。

　　1987 年 8 月 26 日北京协和医院写出一副挽联总结了一代名医张孝骞功绩,内容如下。

　　"协和"泰斗,"湘雅"轩辕。鞠躬尽瘁,作丝如蚕。待患似母,兢兢解疑难。"戒慎恐惧"座右铭,严谨诚爱为奉献。功德堪无量,丰碑驻人间。

　　战乱西迁,浩劫逢难。含辛茹苦,吐哺犹鹃。视学如子,谆谆无厌倦。惨淡实践出真知,血汗经验胜鸿篇。桃李满天下,千秋有风范。

　　　　　　　　　　　　　　　　笔者于 1989 年 9 月 29 日夜之读书札记。

陈中伟 1963 年在医学界"爆炸了一颗原子弹"

1963 年 1 月 2 号,陈中伟、钱允庆和他的同事们克服了重重困难给一名工人完成了世界首例断肢再植手术,术后在陈中伟和全体医务人员的精心护理下,这名工人安全地度过了肿胀关、休克关、感染关、坏死关。再植手后一个月,这名工人断手接活了,接活断手是第一步,随后几个月里,陈中伟又给这名工人做了二次手术,去除内固定钢板,进行植骨及神经肌腱松解术。手术半年后,经过功能康复锻炼,这名工人的右手不但可以干家务,打乒乓球,提举重物,拿筷子吃饭,还能写字。这名工人激动地用这只失而复得的右手写下了出自肺腑的话语:"感谢共产党,感谢毛主席,感谢人民医生使我断手复活。"

这名工人的妻子也衷心地感谢陈中伟等医生:"他得到的不仅仅是一只手,更重要的是恢复了对生活的信心,对生命的热爱!"到了这个时候,陈中伟、钱允庆才彻底地长舒了一口气:不再有问题了,断肢再植完全成功了!

一年后,这名上海钢模机床厂工人又回到了他的机床旁边工作了! 断手再植成功的消息传出后,正在北戴河疗养的中科院院长郭沫若特意填词一首《满江红·断腕重生》:

> 断腕重生,新奇迹,传来上海。
> 复原后,能书能用,无多滞碍,
> 扁鹊换心留幻想,华佗刮骨输文采。
> 问何为,着手果成春,
> 歆中外!

文学巨匠巴金领衔写出了报告文学《手》,三十年后世界首例再植手一直存活得很好。

笔者于 2003 年 8 月 6 日读王耀成的《陈中伟传》札记以陈中伟院士"敢于创新,为了解决新问题克服重重困难的决心"的精神自勉。

黄志强院士成了医界畅销书的"高产作家"

　　中国人民解放军总医院"胆道之父"黄志强院士,70岁之后仍坚持在临床一线工作,业余时间坚持写书,笔耕不辍。其实,许多写作的人都有这样的体会,那就是写作工作,不只是脑力劳动,也是一项体力劳动。写一个大部头,意味着要消耗很多的精力和体力。对于写书来说,没有一个好身体,那就是拿生命做赌注。许多作家,英年早逝,恐怕与此不无关系。它在消耗人的才气的同时,也向人索要生命的精气。

　　写作,是一件美好的事情,进入了一定的境界,黄志强在书中找到了尘世里不曾有过的快乐。大成功者,都是大寂寞者,天道酬勤,贵在坚持。随着一本一本的专著出版,黄志强院士一不小心竟然成了"高产作家",也成了畅销书作者。黄志强院士写的书,有新意,他能结合当前医学的发展,结合临床丰富的经验,解决实际应用中的问题,且有科学远见,可读性较强。70岁高龄的黄志强一直站在学术的前沿,他先后发表学术论文220多篇,主编外科专著15本,在这些书中,有许多是全国第一,是前人所没曾写过的领域,这些书共计1200万字,其中有600万字是由黄志强院士本人亲笔撰写的,他是中国医学界当之无愧的第一。

　　　　　　笔者于2000年1月28日读李骏著《黄志强传》札记。

读秦泗河的《医生、医术与人文》札记

　　作为当代基层外科医生,不但要坚持学好专业技术,也要坚持学习医学人文知识,秦泗河医师在繁忙的临床医疗和学术研究中,结合其30余年的行医感悟,曾发表几十篇医学与人文方面的文章,编著成《医生、医术与人文》一书,为临床医生关心、学习人文并撰写人文方面的文章、著作树立了一个好的榜样。韩启德院士在序言中总结说:"古今中外凡是人文素质好的医生,对学习、理解与掌握某一专业医学技术的能力以及对疾病现象和有关问题的洞察能力,也必然是比较全面和深透的;深厚的人文底蕴能促使医生形成对患者强烈的同情心、责任感和自愿承担社会赋予的使命,而同情心、责任感又是促使医生对医学技术进行刻苦学习与研究的动力,也是形成和谐的医患关系的基础;当医生的综合医学水平达到一定高度时,如果能和人文知识相结合,自然会形成具有人文艺术色彩的思维境界和科学文化观,而这样的境界正是医学大家的重要标志。"韩启德院士衷心希望更多的临床医生加入医学人文建设的队伍中去,像关心高新技术、学术那样关心医学人文建设,成为医术精湛、人文底蕴丰厚的现代医生。医学缺少人文内涵和哲学思考的翅膀,很难实现现代医学的腾飞。

　　秦泗河总结说,成为一位既有科学头脑,又有人文精神的医生,将会达到一种潜能被激活、思维发散、心境优雅的职业境界,将会体验到清淡、智慧化的学者人生,将会进入患者信任、同行认可、自我心态良好的工作状态,从而进入王国维所描述的"工夫到处,灵犀一点"的境界,领悟到参透真谛的喜悦。所以现在的临床医生必须在工作中自觉钻研学习人文知识,补上医学人文神圣的这一课。

　　下面是秦泗河的一首诗《医学与人文》:

> 医学源自人本能,为减痛苦而诞生。
>
> 病残老死谁可免,人文求善通心灵。
>
> 锋刀针影艺术手,实践照护含真情。
>
> 虽说科学显神奇,历代名医仁术同。

　　笔者于2009年6月26日读秦泗河《医生、医术与人文》札记。

读《用心：神经外科医生沉思录》札记

2012年，中国科学院院士韩启德教授在北京大学医学部召开了一次医学人文研讨会，向全国医务界推荐"叙事医学"这个概念，希望大家践行医学人文精神，争取做有温度的医生。

"叙事医学"是美国哥伦比亚大学的丽塔·卡伦医生于2001年1月在美国医学协会期刊《内科学年报》上提出的，同年10月，她在《美国医学会杂志》发表相关论文，并发起了"叙事医学"运动，以提升医学生观察、倾听、诉说疾病的"叙事能力"。在临床诊疗过程中，医生应该理解患者复杂、矛盾的疾病叙事，建立场景化思考，见证患者的苦难，对患者的境遇认知、吸收、阐述并移情。这不仅是一种医学的叙事化，更是一种人文关怀的体现。

叙事，也就是讲述生老病死的故事，讲述在各种医疗行为中的自我感受，给临床医生带来全新的视野，给日益陷入科学主义困境的后现代医学提供全新的发展方向。许多研究证明，它依托于人的同理心，能带来医患之间更多关于本能和本性的理解与信任。"叙事医学"跨越了文学、心理学、哲学、美学和各种后现代理论，被许多人认为是人类重新认识身体和心灵、痛苦和疾病以及生命和死亡的潜力巨大的新工具。温暖科学主义的冰冷外壳，撕开"还原论"工具理性的面纱，人性的美丽才能得以彰显。

宣武医院神经外科首席专家、首都医科大学脑血管病研究所所长、中国医师协会副会长凌锋教授，非常重视叙事医学病历的书写。她认为，倡导叙事医学可唤起医生的人性之美——这也恰是一个医生最应具有的道德内涵。

从2012年起，凌锋教授规定：宣武医院神经外科的所有年轻住院医生、进修医生、研究生都要写叙事病历，每人每月一篇，作为人文教育的主要抓手。迄今已收集了2000多份，每一篇都让人感动，每一篇都能体现出医生与患者之间的共情！

《用心：神经外科医生沉思录》这本书中所有医生的所思所想、所作所为，无不是这样润物细无声地将人文精神深入骨髓内，融化在血液里，自然流露在手术前那严谨缜密的分析、决策时那设身处地的思考、手术中一刀一剪的精确、手术后那无微不至的观察中。

宣武医院院长赵国光也是神经外科医生。他儒雅谦和，治学严谨，在日常的诊病和手术中极富热情及耐心，跟他一起工作的同事、经他治疗的病人无不对他崇敬有加。最难能可贵的是，他始终有悲天悯人的情怀。他第一个响应凌锋教授的倡议，书写叙事病历。

凌锋教授认为：叙事医学是转变医学模式和改善医患关系非常重要的方法，践行叙事医学也是成为一名好医生的必经之路。希望所有的医生都有足够的胸怀并高度看待此事，并做出积极主动的实践，了解病人疾病背后的故事，从而有效地将"病人"还原为一个健康、美好的"人"。凌锋教授精神真正体现了"精其技更诚其心，怀大义以医天下"的大医情怀，令天下神经外科医生仰止！

2019年6月26日，笔者于河南省郸城县人民医院之读书札记。

读管德林主任的《手术艺术——创造性地完成手术的实践和方法》札记

外科手术的成功,是勇气、胆量、经验和智慧的结晶,外科手术的本身就是创造。外科医生应当是一个天才的艺术家,做手术就像完成一个作品一样,是天才与智慧的结晶,在创造前要有一定的构思、丰富的经验知识,这是完成每项手术任务的基础。择期手术,是有充分准备的手术,医患都应该有所准备。除了客观条件应当万无一失。应当把每一次手术都当成大手术、难手术,如同第一次开展手术来做。手术前的晚上,再忙也应当思索一下,明天的手术该如何做,脑子里要有一个构想,一张蓝图,对可能出现的问题和意外有所警惕,能有对策扭转劣势,化险为夷。对可能出现的有利情况,如何因势利导,创造奇迹。此外,还应翻阅解剖图谱,或参考手术图谱。

做手术根治疾病是冒着很大的风险的,正如著名的艺术家卓别林所说:“要记住:历史上所有伟大的成就,都是由于战胜了看来是不可能的事情而取得的。”外科医生们要挑战自我,无限风光在险峰!越是艰难、险阻,越是需要毅力和信心。有了从死神手中夺回生命的勇气和决心,还需要周密的思考,要把困难想得多一些,要有很好的应急预案,充分重视细微的祸患,争取把灾难消灭在萌芽状态之中,可谓“若欲不忙,浅水深防;若欲无伤,小怪大禳”。

手术中遇到的困难有时是难以想象的,如同愚公移山,异常艰巨,几乎不可能完成。但有挑战、有风险也会有乐趣。外科医生不就是在这种孜孜不倦的追求中获得事业上的永恒的么!在行医的征途中,有旭日东升的早晨,也有闪电雷鸣的黄昏,有街旁的林荫道,也有荆棘丛生的羊肠路,成功与失败相伴,鲜花与汗水交融。行医的历程恰似奔腾不息的河水,只有遇到乱石险滩才会激起美丽的浪花。

手术是脑力劳动和体力劳动的结合,要想保证每一次手术的成功,必须在战术上重视它,在战略上藐视它。对于较复杂、高难度、高风险的手术,要有信心,只要有手术指证,相信自己依靠知识与技能,一定能完成,但绝不能盲目蛮干。术前要充分了解患者全身情况,制定符合该患者的个体化的手术术式及手术步骤,选好切口,以良好的显露作为开端,躲开困难的层面和血管危险区,沿着解剖层次分离,这样下去,手术就能势如破竹,完美做成。生命在抗争中延续,医生在挽救生命中成长,在学习、实践、思考的浩瀚海洋中不断拼搏,外科医生的手术内涵在不断地升华,手术是创造,是艺术,它是与一个人的经历、阅历、魄力、想象力、知识面、思维方式、心理素质、应变能力,甚至情感、趣味、气质、性格、理想和追求等诸方面有关。

外科医生一定要铭记"外科医生手中的手术刀维系着一个人的生命和一个家庭的幸福",作为医生,尤其是外科医生,从他投入到这个充满未知而复杂的特殊领域时,就意味着将要为之献出他的全部生命和毕生精力。面对一个个陌生的患者,一幕幕变幻莫测的病情发展,必须要做出正确的诊断,实施必要的手术,并力争至善至美。这是多么的不容易啊!西方医学先哲希波克拉底言道:"生命有限,而科学无限,医生虽尽毕生之力也难穷尽"。因此需要从事医学的后来者继续不懈奋斗,为人类健康服务。

笔者于 2009 年在解放军武警总医院神经外科之读书札记。

读《王澍寰院士集》札记

"苦心志,劳筋骨,用坚韧不拔的毅力摘取外科领域的桂冠",这是中国手外科之父、中国工程院院士王澍寰年轻时代许下的诺言,经过 50 年的艰苦拼搏,王澍寰院士终于实现了年轻时的愿望。

纵观古代医林人物和近代医学名家,没有不是经过艰苦奋斗,千锤百炼而后有成就的。我非常喜欢外科,所以下定决心要苦心志,劳筋骨,用坚韧不拔的毅力摘取外科领域的桂冠。

做好外科医生,首先最重要的是苦练外科基本功。打好基础,将会终生受用。1949 年,作为实习医师的王澍寰深知"千里之行,始于足下",实习医师是做好临床医生的起点,要在大量日常重复性劳动中打好基础,练好基本功,实习医师 24 小时日夜值班,白天接诊病人,跟班手术,晚上书写病历,经常性的工作到凌晨,从来没有完整地休息一天。两年的实习结束了,王澍寰说,这两年奠定了我一生外科事业的基础。随后在北京医科大学人民医院进入了住院医师阶段工作,住院医生阶段是医生漫长生涯中迈出的第一步。作为外科医生,不但要积累大量的临床经验,训练手术技术,而且要有丰富的理论知识。他把接诊的每一位病人都看作是对自己的一次考试,认真检查、分析、判断,细致入微地进行术前、术中对照,术后反思,以及密切观察,日积月累,他的临床经验丰富起来。他经常提醒自己,要做一个外科大夫而不是一个手术匠,光会做漂亮的手术不行,还必须具有丰富的知识。他每天五点起床看文献、写笔记、描绘插图,已成了习惯,久而久之,头脑里的无形资料多了起来。所以他的查房、病例讨论都能引人入胜,渊博的学识,使他的文章达到炉火纯青的境界。

作为一名外科医生,要想在新的领域取得突破与新的成功,就必须具有开拓进取、敢于创新、勇于探索的精神。1963 年陈中伟在上海接断手成功,对此,王澍寰带领积水潭医院手外科变压力为动力,有备才能无患,提前进行微血管吻合手术练习及准备,终于在 1964 年完成了中国第二例断肢再植手术,随后又向全国推广断肢(指)再植手术。王澍寰就是这样一位不畏艰险敢夺桂冠的学者,王澍寰思维敏捷,在科研与临床第一线都始终保持着旺盛的"求进取,勇开拓"的精神,对新生事物非常敏感,在他的带领与指导下许多科研想法成为现实。

王澍寰大夫为中国手外科付出了大半生的心血和汗水,取得了累累硕果,他成立了中国第一个手外科,出版了中国第一部手外科专著《手外科学》,成立中国手外科学会,发表论文40余篇,获科技成果奖14项,其中国家发明奖、全国科学大会奖,卫计委奖5项,并主编、合编、合译专著14部,执笔150万字,参译专著3部。1981年,王澍寰在参加美国第36届手外科年会时,被国际上誉为第一位走向世界学术前沿的中国人,并被美国手外科主席柯迪斯誉为"中国手外科之父"。1997年王澍寰被评为中国工程院院士。王澍寰院士说:"人类的双手创造了人类的历史,手外科医学发展的重要价值,是保护并修复人类继续用双手推动历史持续前进的功能和动力"。

外科手术禁区开拓者

常言道,万事开头难,做开创性的手术更难,每种手术都记录着创始者即世界上第一例手术完成者的艰难。比如,断肢再植之父陈中伟于 1963 年 1 月 2 日完成了世界首例断肢再植手术,被周恩来总理称赞:"在中国外科手术史上完成了一项具有重大意义的创造性工作。"1966 年杨东岳教授完成了第二足趾移植再造拇指手术。1976 年 12 月 15 日,上海长征医院赵定麟教授完成了首例颈椎前路扩大减压术。同样在 1976 年,王忠诚院士完成了中国第一例颅外颅内动脉吻合术即枕动脉与小脑后下动脉吻合术,缝合 10 针,王忠诚院士用了 10 个小时,可见完成第一例手术是多么艰辛与不易。有了第一例手术当然就可能有一万例,第一个吃螃蟹的人是开拓者,其后则是跟随者,后者是对前者的肯定和继承,愿每一个继承者都能成为新课题的开拓者。

近十几年来,神经外科针对颅内脑血肿治疗方面,出现了北京朝阳医院贾宝祥教授发明的硬通道引流技术,以及山东济宁市人民医院刘振川主任总结完善的软通道引流技术,两种技术对不伴有脑疝的颅内血肿治疗上"简便廉验",但任何技术都是双刃剑,各有优缺点,要在实践中总结二者的优势与劣势,更好地为颅内血肿患者服务。

2019 年 8 月 8 日,笔者读赵定麟《首例颈椎前路扩大性减压术是怎么突破的》读书札记,以自勉。

外科医生在刀尖上"跳舞"
——要严谨认真一辈子

　　做外科医生就要认真一辈子,凭着"医生一刀子,病人一辈子"的严谨,中国骨科91岁的专家胥少汀完成了上千台手术,而他一直用行动坚持着自己的"四不"原则:①不见病人不下结论;②不检查身体不做诊断;③不充分准备不做手术;④不随访患者不做总结。

　　笔者摘自2012年9月17日《健康报》。非常佩服中国骨科专家胥少汀医生,他做外科医生一辈子严谨认真,尤其是他的"四不"原则对当代外科医生有很好的指导示范作用。遵循"四不"原则,能使外科医生在刀尖上演绎出精彩的"舞蹈"!

柳叶刀

广州市红十字会医院　李正明

当我穿上这身白衣
加入医生的行列
希波克拉底赠予我
医生的三件法宝
语音、药物、手术刀
躬身践行悟医道
语音，无愧是一剂解开心结的良药
药物，固然是医学近乎对等的符号
而手术刀，则是医生手中的柳叶刀

柳叶刀
把生命和健康之树
坚护和守候

无影灯下
柳叶刀庄重演绎着
生命与疾病的搏斗
悲悯人间沧桑
挥戈书写春秋
面对一切毒瘤
果决咔嚓下刀
让痼疾怯退遁形难逃
妙手回春把奇迹创造

柳叶刀
让生命之树浴火重生
让健康之花二度梅开

记不起，多少个日夜
不论寒冬，还是盛夏
我们一同携手御病

迎来黎明，送走晚霞
直面生与死的严峻
如临深渊，如履薄冰
虽历经血腥与悲情
始终以科学的坚韧
真诚把生命关爱牵挂

柳叶刀
一腔热血为我们见证
仁心仁术，大医精诚

　　2008 年 9 月（戊子年仲秋），笔者读书札记，以此盛赞手术刀及外科医生精神。该诗盛赞了外科医生手中手术刀的神奇与伟大，外科医生在无影灯下演绎了手术刀抗争病魔的勇敢与坚定。外科医生用手术刀，让生命之树浴火重生，让健康之花梅开二度！手术刀见证了外科医生的仁心仁术，大医精诚！

郸城赋

吴传宝

　　夫郸城者,天下仙城也。黄淮腹地,咽喉豫东。斯地虽小兮居要冲,依河傍水兮天之屏。四面八方可通衢,两省三县闻鸡鸣。东望三国魏王亳州地,西谒人文始祖之墓陵。南衔颍水之沈国,北壤老子太清宫。噫吁兮! 采天地之浩气,汇华夏之神灵。

　　古邑郸城,一脉相承。人文历史久远,文化积淀厚重。大汶口文化,段寨之遗址,证新石器文明。曾归楚陈①,历夏商周兴衰之更替;复属谯郡②,经春秋战国进化文明。西汉宁平置县,隋初置郸县筑城。归德府、鹿邑县,几易唐宋和明清。解放郸城设县,城市初现雏形。揽尽九州之圣髓,铸就千年之奇雄。

　　郁乎郸城,人杰地灵。老子③移炉洺水畔,拔苇为薪终成功。李耳大呼"丹成"也,丹成后著《道德经》。洺水未枯,仍存道德五千语;丹炉火尽,犹留赤土照霓虹。书传册记有佳话,王子王禅一人名。王子庄,诞生圣哲升仙地;王子冢,名阴胜曲铸仁风。自然造化,虽无山川之险峻;古有传说,仍存王子之纵横。怀王禅故里之踪,遗风未沫;承道家先祖之训,逸韵正浓。英才辈出,璨若繁星。汲黯曾弹汲水渔歌之曲;曹植也诵洺河碧水清风。包拯察知灾难,王铎挥洒丹青。廉吏王苍坪④,树碑史垂名。张瑞图书丹写志盖,董其昌撰文写志铭。清末刘澄之⑤,善书留墨宝;书画朱炎昭⑥,画石写苍鹰。噫嘻! 廉吏忧民,骚客举旌。

　　灿也郸城,古迹陈横。察今之人文,已耀霞光七彩;考古之胜迹,长炫圣哲骄

---

　　①　曾归楚陈:楚为楚国,陈指陈州,现为淮阳县。

　　②　复属谯苦:是指谯郡苦县。是指鹿邑县旧称。

　　③　老子(约公元前571年—公元前471年),字伯阳,谥号聃,又称李耳。苦县历乡曲仁里人(今河南省鹿邑县太清宫镇)。传说老子曾执炉炼丹于洺水之滨,丹成后著《道德经》,便有"丹成"称谓,今郸城洺河北岸尚存老君庙、炼丹炉遗址。

　　④　王苍坪:名敳,字祈永,明末鹿邑王老家(今郸城)人,清康熙、乾隆、光绪纂修的《鹿邑县志》均有其传。

　　⑤　刘澄之(1853—1919),字逸上,号印心,清末民初老子故里鹿邑县城南刘凤舞寨人(今属郸城县汲水乡辖)。清末著名书画家。

　　⑥　朱炎昭(1832—1919),字飞仙,号鸿升,又称朱老鸿,安徽颍州人。21岁辗转来到鹿邑(今郸城)落户。以诗、书、画"三绝"负有盛名。

荣。宁平公主坟①、汲黯之墓冢②，记汉朝动乱之衰兴。煌煌然，溢翠荆榛掩圣迹，昏鸦暮落泣秋风。老君台上，香烟缭绕，物是星移成胜景；王子桥下，碧水长流，霞光碧落彩纷呈。火神庙、天帝庙、周公庙，年年烟袅袅，三教寺、佛教寺、柘邱寺，四季树婷婷。雕梁画栏，巧夺天工。畅言怀古，景仰心生。噫嘻！用心观景如读史，穿越时空见峥嵘。

春秋代序，气象如虹。人文荟萃，代有杰英。引今人而遐想；发感慨效英雄。战争年代，野火春风。新四军整编白马驿③，歼倭寇英勇彭雪枫④。儒将血染沙场上，文韬武略张爱萍⑤。军歌嘹亮，万杆旗红。红军团长李宗田⑥，取义舍生照汗青。抟心揖志，竭智尽忠。张笑南⑦，渡江作战建奇功。千秋功臣，万载彪炳。老区丰碑，革命长缨。革旧制，倒三山，人民站立，牢记开疆元老；顺新潮，兴百业，社稷平安，常思建国先锋。嗟乎！莘莘矣，文星炳耀，武宿标辉，一脉人文渊薮，气吞云寰；欣欣然，剑胆琴心，云龙风虎，千秋俊杰钩沉，怀涌沧溟。

高天厚土，载誉久恒。气候温和，四季分明。远古水网交错，而今平畴禾青。天然沟渠，奔流碧水如飘带；河有人工，荡漾清波似巨龙。适于种植，利于农耕。公路四通八达，水泥道村村通。

荣焉郸城，兴其业以铸千秋功。忆往昔，英雄儿女开天辟地；看今朝，郸城志士热血沸腾。禀天时，凭地利，聚人和，践改革兮春潮荡；明诚信，崇创新，重生态，尊科学兮德政通。

---

① 刘伯姬（前2年—30年），生于西汉元寿元年（公元前2年），南阳蔡阳（今湖北枣阳西南）人。是汉高祖刘邦的九世孙，汉景帝刘启的七世孙。刘秀追封伯姬为宁平（今河南郸城宁平镇）长公主，今宁平镇南有公主陵。

② 汲黯（？—前112年），西汉名臣。字长孺，濮阳（今河南濮阳）人。武帝初为谒者，出为东海太守，有治绩。召为主爵都尉，列于九卿。好直言忠谏。召拜淮阳太守，卒于任上，葬于郸城西10公里汲冢，现存汲黯墓冢，列为省级重点保护文物。

③ 白马驿：地名，现为郸城县白马镇政府所在地。

④ 彭雪枫（1907—1944），河南镇平人，1926年加入中国共产党，是中国工农红军和新四军杰出指挥员、军事家。1941年任新四军第四师师长兼政委，是抗日战争中新四军牺牲的最高将领。抗日战争期间在郸城白马驿镇整训。

⑤ 张爱萍（1910—2003年7月），四川达县人。是中国共产党的优秀党员，久经考验的忠诚的共产主义战士，无产阶级革命家、军事家，现代国防科技建设的领导人之一，1988年被授予一级红星功勋荣誉章。

⑥ 李宗田（1914－1948），郸城县胡集乡郝寺村人。1929年，15岁时在豫皖边界参加红军，后加入中国共产党。历经二万五千里长征、抗日战争、解放战争，先后任排长、连长、营长、抗日游击支队队长、团长等职。1948年9月14日，淮海战役期间壮烈牺牲，时年34岁。

⑦ 张笑南（1920—1973），原名张名义，又名张治，化名丁永昌，郸城县汲冢人，1938年在鹿邑参加革命，不久由张爱萍介绍，彭雪枫司令员批准，到延安抗日军政大学学习。1939年加入中国共产党。1941年，延安抗大毕业后被分配到晋冀鲁豫边区部队，历任指导员、武工队长、团政治委员、团长等职。

农业大县,林茂粮丰。望沃野膏腴,时誉国家粮仓;喜果蔬遍地,四季畅销富农。老牙麻糖吴台藕,香酥麻花产宁平①。农林牧渔,生机勃发;新村建设,亮点纷呈。

工业强县,百企俱兴。点睛科技催虎跃;溢彩园区卧苍龙。大改革,客商齐聚;大发展、企业兴隆。医药食品,生物化工。创业求新,开发频催千里马;精神振奋,崛起已始百业隆。

人文郸城,尽展风情。民风淳朴,敦厚始终。崇文重教,蔚然成风。人类摇篮,龙脉所兴。噫嘻!改革开放三十载兮,清华北大近百名。笔走龙蛇,誉冠中国书法之乡,法先贤之书道;吟风弄月,荣获河南诗词名县,承宋韵与唐风。书道修身,诗以言志,楹联唱大风。文学艺术,得发展兮大繁荣。噫吁兮!逸兴遄飞,赞风骚之独领;遥襟甫畅,叹魅力之无穷。

展望郸城,共享太平。中原崛起,气贯长虹。扬中华之传统,建现代之文明。噫吁兮!业之大树,其茂葱葱;邑之庶民,其乐融融。立志高远,尽展新时代之风采;实现崛起,再铸新世纪之昌隆。嗟乎!且喜郸城今日好,明朝更待万花红!是以为赋。

诗曰:

千秋故地有鸿篇,沃野平畴始自然。

凭吊英豪寻圣迹,重温历史幻云烟。

仁风道化今犹在,诚信遗留后代传。

斩浪潮头描锦绣,高歌一曲颂尧天。

郸城历史悠久,人杰地灵,诞仙出圣。郸城县曾在隋朝初年设置为郸县,后归淮阳、鹿邑、归德府管辖。郸城县名字来历与老子李耳有渊源,相传,老子(今河南鹿邑县人),曾执炉炼丹于洺河之滨,洺河为东西走向贯穿郸城县城的唯一河流,在洺河岸边老子炼丹成功后,著有《道德经》,便有"丹成"称谓。今郸城洺河北岸尚存有老君庙、炼丹炉遗址为证。后来,史传有一卖柴青年王禅(王子)偶然来到洺河岸边炼丹的老君李耳面前,观看两位老人下棋,吃了老君送给他的炼好的仙丹,王子服丹得渡,升入仙界,从此传出了"王子去求仙,丹成入九天。洞中方七日,世上已千年"的千古佳话。从古至今,妇孺皆知,在郸城境内广为流传。现留下了王子桥、王子洞、升仙亭等人文景观。郸城人文荟萃,代有杰英。郸城不但是诞生圣哲仙人之地,历史上也是英才辈出,灿若繁星。古代的汲黯、王苍坪、刘澄之、朱炎昭等廉吏骚人,不胜枚举。本书笔者系廉吏王苍坪的后裔子孙,为先辈业绩而倍感自豪。现存于郸城县文化馆的古代碑林中,就有介绍廉吏刑部员外郎王苍坪生平业绩的石碑,由明朝张瑞图书丹,大书法家董其昌撰文写墓志铭,名垂千古而不朽,

---

① 老牙麻糖、吴台藕,香酥麻花产宁平:是指郸城县境内的老牙村、吴台、宁平镇。

光照后人。此外,还有"史称河南二进士"的王祖同、王祖武兄弟二人,同为光绪十四年戊子科进士。王祖同后来曾任翰林编修、河南布政使等职,其弟王祖武曾任工部主事之职。这些先祖们,清正廉洁,爱民如子,是郸城人学习的楷模。郸城人文厚重,崇文重教,蔚然成风。郸城县为全国书法之乡,河南省诗词名县。全县目前从事书法的爱好者近万人。从事诗词创作有千人之多。笔者从小就在书法与绘画的文化氛围中成长,喜欢诗词书画,博采众长。业余时间经常参加县城举办的书法绘画诗歌创作展览会,从中受到了许多熏陶和启迪。而郸城县的教育,近十年来,声名鹊起,北大清华录取率在河南省乃至全国名列前茅,已近三百位学子进入北大清华。在市县领导的大力支持下,刘成章校长在郸城县创造了郸城教育神话,名冠神州。中国女排队长朱婷就是从郸城走出来的,身为女排主攻手,她是郸城人的骄傲!郸城县的医疗卫生也逐渐走在全国县域卫生改革的前列,郸城县人民医院是二十世纪八十年代"人民的好医生"周礼荣工作和生活的地方,周礼荣的业绩曾响彻国内医疗界,他是全国基层医生学习的典范,在基层医院创造出了医学奇迹!这篇《郸城赋》,深情地歌颂了我们的家乡郸城,也激励着一代又一代郸城人奋发向前,振奋了郸城人振兴中华的信心和决心!

2013 年 1 月 26 日笔者读书札记。

最美逆行者——致敬白衣天使

河南省人民医院　高延征

己亥庚子,岁末年初。
中国经历了一场前所未有的重大疫情。
新型冠状病毒感染的肺炎,
在美丽的江城迅速蔓延。
搅乱祥和,吞噬生命。
长江缓流,大地悲歌!
武汉封城,全国告急!
疫情就是命令!
总书记亲自指挥,党中央迅速部署。
除夕之夜,吹响了集结的号角。
白衣战士告别亲人,告别假期。
郎送妻子上战场,儿别母亲再出征。
逆行者深夜集结,奔赴前线。
女儿剪发,男儿断腕,
送走孩子,泪别爹娘。
请战书,生死状,豪言壮语震江河!
谁敢说,此刻他们不是最美的人!

除夕之夜,
她告别母亲:对不起,妈妈! 疫情肆虐,我必须上!
她惜别儿子:孩子,不哭。妈妈得去战场了,妈妈一定会平安回来。
护士长 10 岁的女儿想念在武汉一线的妈妈,给妈妈画了一幅全副武装的画。
上面写道:妈妈,我想你,但是我不哭。
英雄的女儿不能哭。
也许你在救别人的妈妈,希望所有的妈妈都能平安回家。
她们是母亲,她们也是女儿。
这些血肉之躯,在坚强的背后,哪一个没有掩面落泪!

隔离衣、防护镜、尿不湿,是你基本的上岗配置。
4 小时不吃、不喝、不排,是你必须的生理承受!
穿上防护服,任汗水湿衣。
睫毛成霜,毫无怨言。
面对感染者,你端屎端尿,喂饭吸痰,不计生死。

护目镜下，是你布满压痕的脸庞。

手套里面，是你面目全非的双手。

大家平安，是你舍生忘死的守护。

这个春节，众人待着无聊的家，却是你们想回却回不去的地方。

岁月静好！是因为有人负重前行。

你们许多人还是90后的孩子，可你们却用自己的血肉之躯，

筑起一道道抵御病魔的坚强防线！

你们用感动中国的故事，书写着大爱无疆的壮丽诗篇！

你们用不怕牺牲的英雄豪情，诠释着"医者仁心"的神圣誓言！

你们是坚强的白衣战士，用生命捍卫着救死扶伤的人道主义精神！

这个除夕，必将写进中国的史册。

武汉封城，英雄逆行！

中华民族，正面临着一场前所未有的严峻考验！

党中央习主席亲自指挥部署，中国人民万众一心，

打响了一场史无前例的"武汉保卫战"。

祖国啊，您的人民一定会挺起不屈的脊梁！

灾难面前，中华民族将更加凝心聚力！

在中国共产党的坚强领导下，坚决打赢新型冠状病毒防控阻击战！

致敬最美白衣天使，愿早日平安回家！

祝福祖国！国泰民康！

庚子年初。己亥年尾。中国突然爆发了一场历史上罕见的重大疫情。新型冠状病毒感染的肺炎。首先在英雄的江城——中国武汉爆发。在中国最隆重的春节来临之际，来势汹汹，一时间搅乱祥和，吞噬生命。武汉封城，全国告急，疫情就是命令，习近平总书记在大年初一，亲自指挥，党中央迅速部署。己亥除夕万家团圆之时，人民解放军的白衣战士，闻令而动，辞别爹娘，告别家小，出征武汉，做最美的逆行者！他们奔赴武汉抗疫前线，抗击病魔！随后全国各地医护人员驰援湖北抗疫一线，白衣天使成了新时代最可爱的人。2019年度"中国好医生"称号获得者、河南省人民医院脊柱外科主任、河南省骨科学会主委、中原名医高延征医生，医德高尚，仁心动天，看到白衣天使以血肉之躯铸就抗疫前线，感同身受。高延征主任以大医的家国情怀，写下这首《最美逆行者——致敬白衣天使》，歌颂了白衣天使大爱无疆、救民救难的家国情怀，以及救死扶伤迎难而上大智大勇的英雄气概！他们将激励一代又一代中国未来的白衣天使们继续前行！

笔者于2020年2月12日写于郸城县人民医院。

附　录

踏着"人民的好医生"周礼荣的脚步走
——记郸城县人民医院显微外科主治医师王平振

河南工人日报记者　杜鸣钟　丁一心

　　若按他的爱好和天赋,他原本可以成为一位作家或新闻工作者,但命运之神使他成了一位医生。

　　王平振1967年出生于郸城县虎岗乡大于庄一个乡村医生家庭,祖辈行中医,到父亲这一辈,改做中西医结合。他从小就在父亲的诊桌前两眼一眨不眨地看父亲为乡亲们治病。常常有奄奄一息的病人,经父亲的治疗,转危为安了,病人一家的那种感激之情无法表述;而往往在救活了一个病人之后,父亲那种喜悦之情溢于言表。父亲告诉他医生这个职业是生命之托,是非常神圣的,以后若也从事这个职业可不能怕苦怕累。王平振打心眼里佩服父亲,立志长大了要当一名医生,像父亲一样为众多患者解除痛苦。但是当时父亲由于文化水平以及技术条件的限制,一些病人不能得到满意的治疗,因此往往陷入苦闷之中。王平振最理解父亲的苦衷,决心上高等医学院校,在技术上"争创一流",减少父亲的苦闷心情,更好地为患者解除痛苦,来济世救民。怀着这个理想,上高中一年级时,他清楚地记得1983年1月3日的《光明日报》头版头条报道了《在农村医疗战线上创造奇迹的人——记全心全意为人民的好医生周礼荣》的文章,在偏僻落后的郸城小县,周礼荣竟完成了断肢(指)再植手术,震动了医学界。卫生部长崔月犁向他发来了贺电,并题词表示祝贺,语文老师在课堂上向同学们宣读了周礼荣的事迹。周礼荣曾被中共河南省委、省人民政府授予"人民的好医生"光荣称号,被选为全国六届人大常委,是全国"五一劳动奖章"获得者,是卫计委号召全国卫生系统学习的模范,被誉为"活着的蒋筑英、罗健夫优秀知识分子的典范",这是多么光荣啊!父亲的言传身教,周礼荣的光辉形象,无时无刻不在激励着王平振奋发学习。在高考填报志愿时,他全部填的是医学院校,最终他如愿以偿,于1986年考入洛阳医学高等专科学校。

　　在学校里他努力学习医学专业知识,连续三年获得奖学金,担任了学生会团支部书记,并加入了中国共产党。使他倍感荣幸的是,1987年大学生开展社会实践活动,他回乡专程拜访了周礼荣,还写了一篇报道《中原医学界的一颗明珠——走访郸城县人民医院院长显微外科专家周礼荣》。周礼荣还亲自在他笔记本上题词:"中国的大学生是祖国的未来,要经风雨见世面,为振兴中华而献身,为伟大的祖国增光!"回校后的王平振参加了学校社会实践演讲比赛,他用真挚的情感,声情并茂的语言,获得了与会者的阵阵掌声,荣获了第一名。当年,他还获得了河南省大中专学生社会实践活动先进个人荣誉称号。1989年毕业,按国家一级分配理应留在郑州心血管病研究所,但是为了追随心中的偶像,他义无反顾地回到郸城,在郸城县人民医院显微外科一干就是十年,十年风风雨雨,3000多个日日夜夜,他视病人如亲人,处处以周礼荣为榜样,在平凡的岗位上干出了不平凡的业绩。

来到周礼荣的身边,多年的夙愿终于实现了,心里有一种说不出来的高兴。他暗下决心,一定要刻苦钻研技术。他知道要为病人做好断肢(指)再植手术,首先要练好基本功,即显微镜下吻合小血管过硬技术,练定性反射,因为手动一倍,在显微镜下就会动十倍,要想达到稳、准、轻、巧,需要高度的耐心和毅力,在显微镜下练习吻合血管技术,比在头发丝上刻章还难,但王平振冬练三九,夏练三伏。他时刻记着周礼荣常常说过的话:"艰难困苦对强者来说是一笔财富,对弱者来说是一道不可逾越的屏障。"他整整练了一年零三个月,才顺利完成了第一例再植手术。他用高超的技术为病人解除痛苦,为病人挽回肢体,不管是周末还是节假日,只要有病人到,他就立刻进入工作室,像进入战斗一样抢救病人。

1995年,一位36岁的女性患者,左前臂被别人用菜刀砍掉(完全断离),由商水县医院转入郸城县人民医院。经检查,患者既有骨骼断离,又有肌腱断离,动脉、静脉完全断离。王平振为患者先输血进行抗休克治疗,立即准备手术,在缺血16个小时之后,王平振重新建立断肢血液循环完成再植手术,左前臂再植成活,保全了肢体。十年来,像此病例王平振独立完成的有216例,成活率达94.2%,处于国内先进水平。

1996年,漯河市某建筑装潢公司会计林某,被歹徒抢劫现金,搏击时被歹徒砍掉右拇指,又被歹徒捆绑在床头上,6个多小时后被人发现送到郸城县人民医院。王平振被林某的高尚精神所感动,因来得仓促,押金不够,他到收费处亲自拿自己的工资做担保。恰逢星期天,王平振在连续手术10多个小时后,刚下手术台,又走上林某的手术台。手术进行13个多小时,接通动脉血管3根,静脉血管4根,并对断指间全部的指神经和肌腱进行缝接。手术后,在他精心细致的观察治疗下,患者安全度过了血栓高发等危险期,断离的拇指完全成活,林某出院时,家属特地从漯河送来锦旗,上面绣着:医德高尚为人民,医术精湛负责任,两只起死回生手,一颗安民济世心。

1993年种麦季节,安徽省亳州市一妇女,一双儿女全被淹死,结扎后的妇女受不了这么大的精神打击,成天疯疯傻傻跑到河里去捞儿子,像"祥林嫂"一样让人心酸,有人建议其到有显微外科的医院去,进行输卵管显微再通复孕手术。经打听来到了郸城县人民医院,由恻隐之心驱使的王平振,到北京解放军301医院求教老师,回来后应用显微外科技术为该妇女进行了输卵管显微再复孕手术,术后半年该妇女就怀孕了,得一子,半岁后全家抱着儿子来到医院道谢,该妇女的精神病完全恢复。几年来,像这种当地三级计划生育部门同意的病例,王平振手术复通的有20多例,术后生育率达93%以上。此外,他还进行了单次硬脊膜外封闭结合手法及牵引治疗腰椎间盘突出症80多例,治愈率达88%以上,使病人免除了开刀手术的痛苦。CT定位经皮穿刺抽吸治疗外伤性颅内血肿及高血压脑出血患者百例,治愈率达80%以上,使大量濒死的脑外伤及高血压脑出血病人起死回生,在豫东方圆几百里有很高的知名度。近年来,他使用先进星状神经节阻滞,治疗面瘫及偏头痛近百例,使许多偏头痛患者解除了病痛,驱走了病魔,使许多面瘫患者露出了笑容,恢复了生活的勇气和希望。

随着医术的提高,王平振的名字被录入医家大典近20部,星状神经节阻滞治疗面瘫及偏头痛、四肢周围神经损伤显微外科手术治疗及输卵管、输精管结扎术后显微再通复孕治疗,被国家科委中国科技信息研究所输入中国求医问药数据库软盘之中。

郸城开颅第一人

——记周口市"人民健康好卫士"、郸城县人民医院外二科主任王平振

记者　金月全　　通讯员　孙小明

不为良相，便为良医。

救死扶伤，精技为民。

——王平振座右铭

早晨七点半，郸城南关发生了一起车祸，一位 18 岁的小伙子在上班的途中被撞，造成重型颅脑损伤，被急送到郸城县人民医院脑外科抢救。当时病人深度昏迷，失去了吞咽功能，咽腔及呼吸道误吸了许多鲜血，造成呼吸道阻塞。病人被送到医院时，已是呼吸衰竭，奄奄一息。

脑外科主任王平振立即组织人员抢救。诊断明确后，王平振果断地给病人家属说："请家属尽快同意施行气管切开术，否则病人马上会死亡。"在征得病人家属同意后，王平振立刻为病人实施手术。10 分钟后，病人气管被切开，呼吸衰竭立刻得到纠正。可是，在随后进行脑颅 CT 检查时，发现病人颅内血肿，随时都有生命危险。王平振立即又为病人实施开颅手术，清除血肿。手术一直进行了十几个小时，结束时已经是深夜两点。手术的成功让王平振松了一口气，当他拖着疲惫的身体准备回家时，值班护士突然急急火火地通知他，病人又出现了心衰。二话没说，王平振又投入到抢救之中，经心内科会诊，采取一系列紧急措施强心利尿，至次日中午，病人终于挣脱了死神之手，慢慢清醒过来。病人家属热泪滚滚，千恩万谢，说："原来以为孩子撞成这样，肯定是没救了，真没想到，咱县医院还有这么高明的医生！是县医院和王平振给了俺孩子第二次生命啊，俺全家终生难忘！"

这是 2004 年 12 月初发生的事情。的确，王平振不愧是"郸城开颅第一人"。早在 2000 年春，就是他在医院的领导下率先组织创建了郸城医疗界的第一个脑外科，如今，他已经被县政府定为郸城县脑外科学科带头人，还是周口市神经外科学会委员，他所带领的县医院脑外科，也被省级专家评为"豫东南县级医院外科一枝花"。王平振主任医术精湛，医德高尚，擅长各种颅脑创伤、外伤性致命性颅内血肿、脊髓损伤的手术治疗，脑积水手术治疗，四肢神经损伤显微外科的治疗等。

1989 年 7 月，王平振从洛阳医专毕业，成为县医院显微外科的一名医生。他以显微外科的创始人周礼荣为榜样，努力学习临床医学技能，刻苦钻研显外专业知识。多少个寒冷的冬晨，多少个闷热的夏夜，他都依然坚持在显微镜下反复练习血管吻合技术，提高自己处理复杂手术的能力。请教了几多名师，查阅了无数资料。两年过去，他已经能单独完成断指再植手术。同时，王平振将医疗技术网治疗项目

的深度和广度进行了扩展,熟练掌握了骨外伤和多种骨病的治疗方法和技术,成为显外、骨外治疗方面的行家能手,多项技术处于国内先进水平,其中"四肢周围神经损伤显微修复手术"被国家科委中国科学信息研究所收录入"求医问药数据库"。

1998年,因医院业务发展和群众求医的需要,县人民医院决定开设颅脑外科,领导选中了业务能力强、理论知识扎实的王平振做带头人。当时王平振在显外、骨外治疗技术方面已有相当的影响力,正处在技术发展的最佳时期。经过一番思想斗争,他决定以医院大局为重,舍弃已经从事十年的专业,开始第二次跋涉。他先后到郑州大学一附院、北京朝阳医院、北京天坛医院等单位进行深造,学成归来后率先在郸城县开展神经外科、脑外科专业,并进行了开颅手术。2000年春,医院决定组建以脑外科专业为主的外二科,由王平振担任主任一职。组建一个新科室,说起来容易,做起来难。当时人员少,床位少,专业化技术人员更少。王平振一边组建科室,一边进行医护人员的专业知识和技术培训。为了能尽快掌握更先进的技术,他访遍名师,走专家带动的路子。2005年,外二科聘请郑州大学第一附属医院神经外科常近乐教授每周四来郸坐诊。在专家的带动下,一年来外二科开展近30台高难度外科手术,填补了我县及我市脑外科手术史上的多项空白,其中为80多岁的高龄老人开展颅脑手术取得的成功,受到县委、县政府的高度赞扬。在医术上,王平振不保守,经常与科里年轻的医师交流心得,共同探讨疑难问题。不论白天晚上、班上班下、风里雨里,科内年轻医生请他去会诊和手术,他绝不迟疑,有时干脆就在值班室休息。由于工作上高度紧张,他得了高血压,口袋里经常装着硝苯地平降压片。在他的帮带下,年轻医生得到了较快的成长,刘卫华、刘秉柱等医师都能独立做开颅手术了。

随着医术的不断提高,王平振和他带领的外二科在郸城的名气越来越大,业务收入逐年递增:2004年业务收入86万元,2005年收入96万元,2006年业务收入达114万元,居全院各科之首。多年来,王平振实施开颅及微创治疗外伤性颅内血肿、高血压脑出血患者近千例,从死神手中抢回了许多生命。每一次与死神较量后,王平振都深深地感觉到一名医生的崇高职责和生命的神圣尊严。

在钻研业务的同时,王平振广泛地涉猎其他科学知识,记了大量心得体会,提高了自己行医、做人的境界。他是个健谈的人,每每坐下来谈古论今,引经据典,侃侃而谈,展示了宽广的知识面。

王平振办公室里的文件柜里,收藏了很多锦旗、奖牌,其中有一面锦旗,是汲冢镇一位因车祸造成颅脑损伤被王平振治愈的患者送的,上写:"两只起死回生手,一颗安民济世心"。虽寥寥几字,却正是王平振医德、医术的真实写照。

医生的最高境界是:

儿女性情,英雄肝胆。
神仙手眼,菩萨心肠。

在攀登医学高峰道路上的跋涉人

——记周口市"人民健康好卫士"、郸城县人民医院外二科主任王平振

记者 卢好亮　　通讯员 张本广 刘荣珍 王延龄

王平振,男,现年 42 岁,中共党员,郸城县人民医院外二科主任,脑外科专家,副主任医师。自 1989 年分配到郸城县人民医院以来以自己坚实的步履,不畏艰难,刻意求知,在攀登医学高峰的道路上跋涉着。20 年过去了,他十年磨一剑,成了显外、骨外专业方面的行家能手、学科带头人,他识大体、顾大局、能创新、善管理。在郸城县境内建立第一个颅脑外科,成为郸城县开颅第一人,他努力拼搏,知难而上,发展了颅脑外科,赢得了"两个效益"的双丰收。

1.十年磨一剑,显外骨外成能手。

王平振于 1989 年 7 月毕业于河南科技大学(原洛阳医专),分配到郸城县人民医院显微外科工作,显微外科是"人民的好医生"周礼荣在县级医院的创举,周礼荣的先进事迹时刻在鼓励着他,而王平振同志在这片沃土上像海绵一样拼命地吸收营养。他积极努力地向老师学习临床医学技能知识,并刻苦钻研手外专业知识。无论春夏秋冬、严寒酷暑。他都不敢松懈,在显微镜下反复练习血管吻合技术,练习自己处理复杂手术的能力及技术,不懂就问,翻阅资料,不熟练的技能就反复练习。不知不觉两年过去,他已经能够单独完成断指再植手术。随着时间的推移,他的医疗技术水平不断提高,并继续往治疗项目的深度和广度扩展,熟练掌握了骨外伤和多种骨病的治疗方法和技术。并对挤压伤、撕脱伤断指再植手术进行探索、四肢创伤多发骨折以及四肢周围神经损伤显外的治疗方法进行探索。独立完成了断指再植手术 300 例,成活率达到 97.3% ,处于国内先进水平,其中四肢周围神经损伤显微修复手术被国家科委中国科技信息研究所求医问药数据库输入软盘之中。

2.服从领导以大局为重,开设郸城县脑外科新专业。

1998 年由于医院业务发展和人民群众求医的需要,郸城县人民医院决定开设脑外科,在人选的问题上,医院领导经过酝酿讨论选中了医疗业务强、理论知识扎实的王平振,当时他的显外、骨外治疗方面的技术在县域内和周边县已有相当的影响力,而他也正处于技术发展上的最佳时间段。当他接到让学习脑外科的通知,犹如壮士断腕,通过一番激烈的思想斗争,他服从领导安排,以医院的发展大局为重,舍弃了自己从事十年的专业开始了第二次跋涉。经过一年多进修学习,回到医院他立即投入颅脑外科专业开展颅六项常规手术。1998 年至 2000 年,他努力钻研脑外专业治疗知识,更新技术,重点提高颅脑外伤手术治疗及要务治疗新技术,逐步

发展颅脑外科,三年内通过开颅及锥钻穿刺引流治疗外伤性脑出血及高血压近200例,使大量濒死的脑外伤及高血压脑出血病人起死回生,收到患者家属及社会各界一致赞扬,被新闻界誉为"郸城县开颅第一人",被周口市神经外科学会评为郸城县脑外科学科带头人。

3.创立县医院脑外科,十年来业绩铸辉煌。

2000年3月份县医院领导研究决定,组建以脑外科专业为主的外二科,并由王平振担任外二科主任。为了医院脑外科的发展,王平振一心一意扑在外二科工作上,决心完成脑外专业方面治疗任务。外二科是郸城县第一个脑外科专业科室。重新创建科室,说着容易,做起来非常困难。人员少,床位少,专业技术人员更少,万事开头难,绝不能让困难吓倒,而是迎难而上。要想建立好脑外科,人员是关键,医护人员业务素质高低是科室振兴的根本。一边组建科室,一边进行医护人员专业知识及技术的培训,治疗和护理好每一个脑外伤及开颅病人。不论上班下班、节假日,他都全身心投入到科室管理建设,带领科室一帮人,心往一处想,劲往一处使,在压力下求生存,在竞争中求发展,脑外专业技术采取引进来,走出去的方针,尽快更新治疗新技术。填补了郸城县近十项脑外科空白。通过10年来埋头苦干,卧薪尝胆,终于使脑外科由小到大,由弱变强,取得了令人惊奇的成绩。2003年度全科业务收入达到58万元,2004年脑外科医护人员团结拼搏,锐意进取,全年业务收入达到86万元,2005年科室年收入为96万元,2006年为114万元,2007年为126万元,2008年为148万元,2009年科室年收入为250万元,处于县医院13个临床科室之首,受到县卫生局领导及县医院领导多次的嘉奖。同时,近十年来,完成近十起全县突发公共卫生事件,为郸城卫生系统争了光。

4.面对病人似亲人。

作为一个脑外科医生,王平振不但医术精,医得好,还视病人如亲人,例如2004年12月1日郸城旭日纺织公司的一位年轻保安李佳佳,清晨上班途中遇到车祸,造成重型颅脑损伤,口鼻颌面出血合并昏迷,接入脑外科后,王平振医生立刻投入抢救,因颅脑损伤合并昏迷,患者失去了吞咽呕吐功能,咽腔及呼吸道误吸了许多鲜血,造成呼吸道阻塞,病人来时已呼吸衰竭,奄奄一息。王平振诊断明确后,立刻果断给家属说,请家属尽快同意行气管切开术,患者呼吸衰竭得到了纠正。随后颅脑CT检查发现李佳佳有合并外伤颅内血肿,在家属同意下,实施开颅血肿清除术,术后已凌晨2点,王平振拖着疲惫的身子准备回家,突然值班护士通知刚下手术台的李佳佳又出现了心衰,二话没说,王平振医生马上投入抢救心衰战斗,请求心内会诊,强心利尿,抬高卧位等。王平振医生在李佳佳床边整整忙了一夜,李佳佳心衰得到纠正。患者清醒得救了,家属千恩万谢,含着眼泪说:"是县医院和王平振给了我的佳佳第二次生命,我们全家终生难忘。"2004年12月24日,汲冢镇行政村某位村民发生车祸,出现重型颅脑损伤合并脾破裂,王平振医生整整在床边忙了一天一夜,给病人做了两次手术。病人生命得救了,家属送锦旗表示感谢,上写道:"医德高尚为人民,医术精湛负责任。两只起死回生手,一颗安民济事心。"十年来,像这样危重病人被王平振医生抢救成功的不胜其数。

王平振同志是攀登者,是向医学的高峰不停脚步的跋涉者,是悬壶济世的使者,多少家庭因为他精湛的医疗技术恢复了欢笑,但实实在在又是个极平凡的人,用平凡的工作,成就了不平凡的业绩。

2010 年 3 月 16 日

大学期间追寻心中偶像"人民的好医生"周礼荣足迹

河南科技大学临床医学系 86 级 4 班　王平振

　　周礼荣是 1958 年毕业于上海第一医学院(现复旦大学上海医学院)的大学生,但他不留恋繁华的大城市,心甘情愿地来豫东偏僻贫困的小县郸城工作,二十八年如一日,克服了重重困难,为党和人民做出了重大的贡献。

　　就在这座设备简陋的县医院里,他开创了我国肿瘤手术史上的摘除超过病人体重的特大肿瘤先例,多次成功地施行了心包切除术、食道癌切除术、乳腺根除术、子宫广泛性切除术。并创建了我国县级医院的第一个显微外科,完成了许多较国内外报道损伤更为严重的断臂断指再植再造手术,创造了使国内外专家教授为之震撼的奇迹。1983 年河南省委授予他"人民的好医生"光荣称号。周礼荣是当代优秀知识分子的典型代表,被认为是活着的蒋筑英、罗健夫,多次受到中央领导的嘉奖和接见,成为 1983 年全国十大新闻人物之一。

　　出于敬慕和钦佩之情,几年来,走访周礼荣的夙愿常围绕在我心中。今年七月在我县调查期间,我有幸见到了这位在农村医疗战线上创造奇迹的人。

　　下面是周礼荣院长对我们青年非常关心的几个问题的回答。

　　问:周院长,您对在校大学生开展社会实践活动有什么看法?

　　答:非常赞成你们利用假期开展社会实践活动。前天,天津医学院两位教授带领本院二十多名大学生来调查访问了我院开展显微外科的情况,我们热情地接待了他们。他们首先了解了我们近几年取得的成绩,参观了病房、观摩了手术。当他们看到一只只滴血的断肢残手又神奇般地长在伤残者身上的时候,深有感触地认为在学校学习期间还没有真正认识到理论对临床实践的作用。回想我 1958 年毕业前夕,我也希望留在工作条件好的上海搞研究工作,可是当我去青浦区农村做了一段血吸虫调查防治工作以后,改

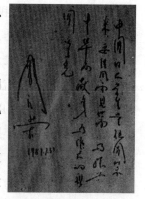

郸城县人民医院院长周礼荣为当代大学生题词

变了这种想法,离上海不到一百里的青浦区尚存在着缺医少药的困难,更何况那些更偏僻的农村呢。于是,我重填了志愿书,要求去偏远的新疆或历史上灾难沉重的河南去,结果我被分配到河南来了。假使没有毕业前夕的那一次调查实践,我很难有今天,也就是说,青浦区的那一次实践,决定了我一生的医学生涯。因此,我认为青年学生做调查能更深刻地认识现实,以便使自己的理想建立在客观现实的基础

之上,这样才不至于产生不切合实际的幻想。谈到这里,周礼荣同志站起身来,用激情的水笔,写下了对当代大学生踊跃参加实践的评价:"中国的大学生是祖国的未来,要经风雨见世面,为振兴中华而献身,为伟大的祖国争光"!

问:周院长,现在医学生普遍认为,在小医院里搞不出大名堂,您同意这种看法吗?

答:通过我自己的经历,足以证明这种看法不对,我认为,关键不在于条件,而在于实干。客观条件并非一成不变,没有绝望的处境,只有对处境绝望的人。艰难和困苦对于强者来说是一笔财富,而对于弱者来说是不可逾越的屏障。比如近年来,随着农业现代化的发展,常常有几个农民拿着一条血淋淋的胳膊和残手,站在我面前说:"大夫,你看能不能给他接上,他还年轻,家里全靠他干活哩!"可是,一个小小的县医院哪有这样的水平?当时我眼睁睁地看着离体的胳膊和残手被扔掉时,心里像刀扎一样难受。

人有健全的大脑和双手才有劳动的权力和生存的条件。虽然上海第六人民医院陈中伟大夫1963年、1966年在世界首创断肢(指)再植再造成功,然而在这既缺乏人力又缺少设备的县医院开展这种手术的确是难于上青天。难道老百姓除了工伤就只能落个残废吗?1970年我大胆设想,尽自己最大努力使县医院也能开展显微外科。1973年,我持郸城县医院介绍信去上海六院求教,谁知,来这里进修的名额都是由中央卫计委分配,根本轮不到我,最后还是在老同学的帮助下,才弄到限期七天的参观证,于是我"混"在一群正式进修的大夫中间,天天守在医院里,生怕漏掉任何一次学习机会,晚上在一间值班室把一天来所学所见的详细整理起来,偷着学了三个月记下近二十万字的学习笔记,说来可怜,这是我唯一一次进修机会,这些经验虽然是我"非法"偷来的,不过,我认为偷一点为人民服务的本领应该是无罪的!1987年9月,以本文内容参加1987年洛阳市大中专学生社会实践活动演讲比赛,获一等奖,同年获河南省大中专学生社会实践活动演讲比赛三等奖。

2010 年元旦赋诗

李明鉴

　　明鉴与平振欣闻 2009 年 12 月晋升副高职称顺利通过。多年夙愿一朝实现，欣喜之情无法言表，明鉴赋诗于平振以贺记之。

元旦又迎一年新，
去年辛悦皆存心。
年当不惑梅三度，
虽是徐娘犹佳人。

攀登路上

王平振

正高路上忙攀登，
不觉已近半百生。
心中目标如灯塔，
不达目标不停休。

笔者写于 2015 年 10 月 31 日。

正　高

王平振

一入医门不后悔，
一干临床不后退。
目标就是主任医，
不达目标誓不休。

喜闻自己通过主任医师职称考试，赋诗一首，2016 年元旦。

后　记

岁月如梭,时光已指向了 2019 年 8 月 19 日,也就是中国第二个医师节。仔细一算,我从 1989 年 6 月大学毕业到家乡河南省郸城县人民医院工作至今,已整整 30 年了。回首过去的 30 年,我从一名医学生已成长为一名外科主任医师,首先感谢我的亲人和师长,给过我支持关心爱护的领导和朋友,以及多年来关心我的神经外科及手显微外科界的各级专家教授和同道们,此外还要感谢用期望、痛苦、鲜血、生命激励鞭策培育我医术、学术与文化不断成长的病人及其家属,是你们使我成长、成熟、成功,我真诚地从心底要说一声:"非常感谢你们!"

(1)从 1989 年到 1999 年是我工作的第一个十年。我追求的目标:立足岗位成才,完成外科主治医师的晋升。做一名能独当一面、有实际能力的骨外科手外科医生。

1989 年 7 月我大学毕业后被郸城县卫生局分配到郸城县人民医院显微外科工作,到显微外科工作是我多年的夙愿,来到了梦寐以求的心中偶像、"人民的好医生"大医周礼荣老师身边,其大医的精神一直在感召着我。我清楚地记得那是 1983 年的 2 月 5 日,在郸城一高读高一时,教语文的胡老师在班内为大家朗读了《光明日报》1 月 20 号头版头条报道了在农村医疗战线创造奇迹的人,记全心全意为"人民的好医生"周礼荣同志的事迹。由于我生于医生世家,上高中时就决心要当一名像周礼荣院长那样治病救人的好医生。命运之神真的叫我来到了他的身旁!

1986 年我参加了高考,考上了洛阳医学高等专科学校。第二年 7 月,我在暑期社会实践活动中,有幸回到家乡来到了郸城县人民医院,跟随周礼荣院长参观学习一周时间。一周的参观学习,我被周礼荣老师忘我敬业精神所感动,临别前,周礼荣老师用激昂的文字写下了对当代大学生的期许:"中国的大学生是祖国的未来,要经风雨,见世面,为振兴中华而献身,为伟大的祖国争光。"暑期结束我参加了洛阳市 1987 年暑期大中专学生社会实践演讲比赛,获得了一等奖。1989 年我大学毕业后真的分配到了郸城县人民医院显微外科来工作,着实从心底感到高兴!

"跟名师,做临床,读经典"是 20 世纪 80 年代医学生普遍认为的医生成长之路。来到周礼荣创立的中国大陆上第一个县级医院显微外科,有喜悦也有压力,我暗暗下决心,向周礼荣及李清秀、丁任、杨崇勇、谢振军、胡洪良等各位老师学习,多参加手术多实践。我生怕漏掉每次学习机会,索性毕业后的第一年吃住在科室,没有机会上手术的时候就多参观老师们的手术。

随后,在业余时间,我勤奋读经典专业书籍,用参加工作前三个月的工资,购买了陈中伟主编的《显微外科学》,朱盛修、卢世璧主编的《骨科显微手术学》,王成琪主编的《实用显微外科学》等专业著作,在老师及专业知识的指导下,开始练习显微外科镜下的操作基本功,练习在显微镜放大系统下定型反射。显微外科镜下最根本的技术就是小血管吻合技术,达到镜下"稳、准、轻、巧",做到对小血管壁无损伤缝合,微小血管吻合的质量和速度是再植及移植手术的关键及重中之重。毕业后的一年零五个月时间,我完成了第一例断指再植手术,再植的中指完全成活,第一例手术成功给了我很大的信心,随后向吻合小神经、小管道上努力。我从断指再植起步,逐步向四肢创伤骨折、脊柱脊髓损伤治疗迈进,我还在业余时间购买显微外科骨科方面专业书籍,一本本读,一本本啃,打下了坚实的专业理论基础。从1989年到1999年我工作的第一个十年,我完成了由医士到医师最后到主治医师的晋升,从青涩走向成熟,成长为一名能独当一面有实际能力的骨外科和手外科医生。

(2)从1999年到2009年我工作的第二个十年。我实现了从治疗手的医生向治疗脑的医生转行,第二次从零开始,开创了郸城县人民医院脑外科,完成了神经外科副主任医师职称晋升,扬华佗之神妙,做郸城开颅先锋。

我从求技开始,从像给头发丝刻章一样微小的显微外科手外科起步,向四肢创伤骨折迈进,接着向脊柱脊髓损伤治疗挺进,最后向脑外科治疗突破。要想向脑外科医生转化,首先要夯实脑外科方面的知识,立柱架梁,否则,成为一名合格的神经外科医师就是天方夜谭。

20世纪90年代后期,由于交通运输业及建筑业的飞速发展,颅脑创伤发生率越来越多,且由于CT机在县级医院的普及,骨科病房收住合并脑外伤的病人越来越多,需要有完成开颅手术的外科医生。1997年,因为我负责的一位病人为合并外伤性颅内血肿,我邀请了市级专家来我院为病人手术并挽救了病人的生命,对此我有一种深深的成就感,决心追随自己的内心,在手外科显微外科基础上再进行深造,并进修学习神经外科专业上的业务。从1997年以后,我先后到郑州大学一附院、北京天坛医院、北京朝阳医院、武警总医院神经外科深造学习,同时学习了经典名著王忠诚院士的《神经外科学》。从1998年进修归来后我率先在郸城境内即郸城县人民医院开展了神经外科治疗及手术方面的业务,成就了我为郸城开颅第一人的佳话。2000年以后在院领导鼎力支持下,郸城县人民医院神经外科成立,我被任命为科主任,在院领导及全科人员努力下,神经外科由小到大,由弱到强,到2009年达到业界省市学术有名。县级领先的学科,我也于2009年12月通过高评及业务考试,成功地晋升为神经外科副主任医师,连年被评为优秀科主任及先进工作者。

(3)2009年到2019年是我工作的第三个十年。我将学术与医术、科研与临床并重,医求三善,十年间,我成功申报了6项市级科技进步奖,发表论文近10篇,其中2篇为核心期刊,在全国业界稍崭露头角,于2015年12月成功晋升为神经外科主任医师。我在基层搞临床,同样也能发论文,我在基层搞科研,同样也能出成果。创新不分大小,选题就在身边。医学是一门终身学习的职业,从上初高中时,业余时间我就有自觉到书店买书、读书、写笔记的习惯,也养成了课外读人文书籍的习惯。进入医学院校及从事临床工作后,更自觉购买专业名著,到外地开会或者学习,一定到书店买回专业书籍及人文宝书。买回书籍后,我会耐着寂寞,一本一本地啃,从读书中受到大医精神的鼓舞与鞭策,从书本中认识张孝骞、吴阶平、陈中伟、顾玉东、王成琪、屠开元、赵定麟、王澍寰、田伟、黄志强、吴孟超、张涤生、王忠诚、凌锋、吴英恺、于仲嘉、张俊廷、秦泗河、郎景和及《只有医生知道》的作者张羽,他们的大医精神时时激励着我不忘初心,始终要牢记医生的使命。也许我这三十年的业余读书生活就像陈先达一首诗所描述那样:"大红大紫非我有,满床满架复何求,人生百样各有得,一世读书抵封侯。"三十年来,大医周礼荣感召着我,行医追求叶天士医求三善的最高境界,这真是:读书有味身忘老,有梦不觉人生寒!

2018年8月19日,以习近平同志为核心的党中央为落实尊医重卫精神,特设立医师节,给全国近千万医务人员带来了极大鼓舞,并弘扬新时代的大医精神,即"敬佑生命,救死扶伤,甘于奉献,大爱无疆"。作为基层一位医务工作者,我也受到了鼓舞与鞭策。从去年第一个医师节以来,我利用业余时间,把我近20年以来发表的论文收集整理,刚好到第二个医师节来临之际,整理完毕,也是我自己将其作为一个小"礼物"献给第二个医师节,小"礼物"不可能尽善尽美,有勇气、有诚心拿出来献给大家及同道就心满意足了,若有不足之处,敬请批评指正。

王平振

2019年8月19日